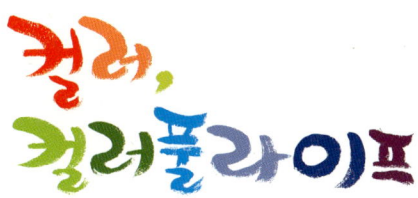

나만의 행복테라피

문정아의 힐링 핸드북

컬러, 컬러풀라이프

나만의 행복테라피

문정아 지음

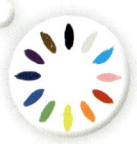 마음을 치유하는 마법서

도서출판 **타래**

컬러, 컬러풀 라이프 나만의 행복테라피

초판 1쇄 인쇄 | 2013년 8월 27일
초판 1쇄 발행 | 2013년 9월 1일

지은이 | 문정아
펴낸이 | 이성범
펴낸곳 | 도서출판 타래
디자인 | (주)우일미디어디지텍
인쇄 | 우일프린테크

주소 | 서울시 마포구 성지3길 29 그레이트빌딩 3층
전화 | (02)2277-9684~5, 070-7012-4755 / 팩스 | (02)323-9686
전자우편 | taraepub@nate.com
출판등록 | 제2012-000232호

ISBN 978-89-8250-032-9 13510

· 값은 뒤표지에 있습니다.
· 파본은 구입한 서점에서 교환해 드립니다.

Prologue

컬러, 컬러풀 라이프

우리의 삶은 컬러와 밀접한 관련이 있으며, 컬러는 우리의 몸과 마음을 치유할 수 있는 에너지를 가지고 있다. 하지만 항상 눈으로 컬러를 보면서도 그 컬러 에너지가 제대로 활용되지 못하고 있는데, 나는 그에 대한 아쉬움으로 이 책을 쓰게 되었다.

나는 12년간 무려 만 명이 넘는 사람들을 만났으며, 그들의 이미지 컨설팅을 해왔는데, 그들을 단지 고객으로만 대하기보다는 같은 것을 바라보고 공감할 수 있는 동료나 친구로 다가갔기 때문에 지금까지도 좋은 관계를 맺어오고 있다.

우리의 삶은 우리 자신의 것이고, 삶에 있어서 어떠한 정답도 없지만, 나는 이 책을 읽는 많은 분들이 자신의 삶 자체를 좀 더 컬러풀하게 즐기고, 컬러를 활용해서 보다 행복하고 건강한 생활을 할 수 있기를 바라는 마음이 크다.

그렇다면, 우리가 놓치고 있는 컬러의 비밀은 무엇일까?

컬러의 비밀은 당신 자신에게 있으며, 그 비밀을 알기 위해 당신은 당신 손에 쥐어진 열쇠를 들고 자물쇠를 풀러 나서야 한다.

사람들은 똑같은 색상을 보면서도 서로 다른 것을 상상한다.

예를 들어 노란색을 보았을 때 어떤 사람은 삐약삐약 병아리를 떠올리고, 어떤 사람은 길가의 민들레꽃을, 또 어떤 사람은 바나나 우유를 떠올리며, 좀 더 감성이 풍부한 사람은 자신의 아이를 떠올리기도 한다.

이렇듯 색상에 대한 사람들의 다양한 반응을 통해 우리는 그 사람의 성향을 쉽게 파악할 수 있다.

나는 그 사람이 즐겨 입는 옷의 색상, 액세서리, 작은 소품, 볼펜 한 자루, 손짓, 표정만으로도 그들의 성향이나 심리상태를 파악할 수 있는, 말 그대로 촉(feel)이 뛰어난 사람이다.

컬러는 감각이기 때문에 나는 나의 이러한 감각적 느낌을 통해 당신의 컬러를 말해주고 싶다.

"난 왜 사람 보는 눈이 없지?"라는 생각을 하는 분들도 많은데, 컬러에 대해 많은 것을 알게 되면 사람을 보는 눈도 달라질 것이라고 나는 믿는다.

이 책은 삶에 지친 당신을 치유할 것이다.

굳이 내용을 파고들지 않더라도 책 속에 들어있는 다양한 사진을 틈틈이 들여다보는 것만으로도 힐링이 될 것이다.

또 공통의 소재가 부족할 때 이 책을 꺼내놓고 대화를 시작하면 재미있는 이야기들이 술술 풀려나올 수 있다는 점을 강조하고 싶다.

나는 당신이 언제 어디서나 내 책을 펼쳐 보고 당신 자신을 컨트롤할 수 있기를 바라며, 고정관념의 틀에서 벗어난 당신의 자유로운 모습을 보고 싶다.

이제 당신을 위한 컬러여행을 떠나보자.
행복은 이미 당신 손에 있다.
이 책을 읽는 지금 이 순간부터 당신은 얼마든지 컬러풀한 삶을 누릴 수 있다.

멘탈리스트 문정아

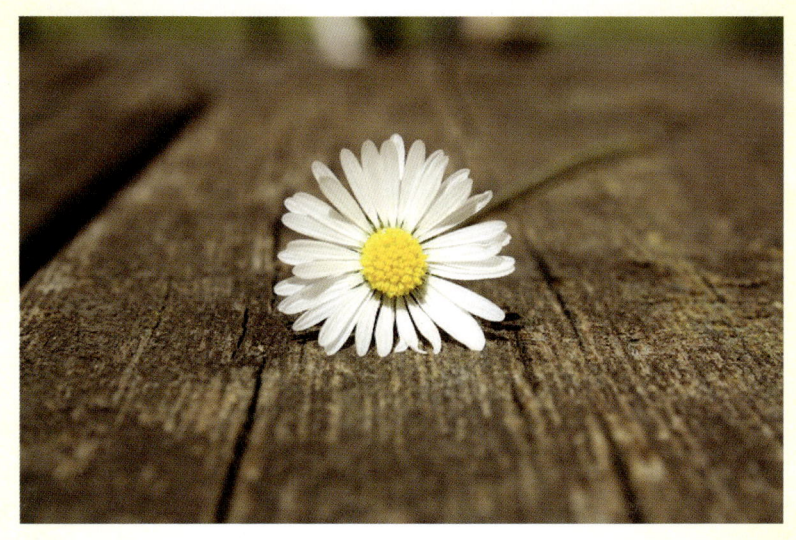

삶에 지쳐 있는 소중한 _____ 에게 드립니다.

Prologue
컬러, 컬러풀 라이프 /5

Chapter 1
컬러 이해하기 /15

    컬러란 무엇일까? /16

    감정에도 컬러가 있다 /50

    내 사랑은 어떤 색일까? /74

Chapter 2
컬러로 즐기는 세상 /97

    컬러이야기 /98

    7개의 컬러에너지 중심점과 건강 /113

    컬러를 통한 치유 /134

    좋아하는 컬러로 본 사람의 성향 /149

Chapter 3
나만의 패션 스타일 /241

　　당신의 패션 컬러를 찾아라　/242
　　멋진 남자, 개성 있는 여자로 만드는 패션 코칭　/248
　　컬러 패션으로 나를 표현하다　/268

Chapter 4
나를 치유하는 포토 테라피 /327

에필로그
나만의 행복컬러 찾기 /353

Chapter 1

컬러 이해하기

컬러란 무엇일까?

컬러는 빛이다

빛은 우리에게 무한한 생명력을 준다. 겨우내 바위 밑에서 잠을 자던 개구리, 나뭇가지에 걸려있는 싱그러운 아침햇살, 새들의 지저귐, 목마름을 없애주는 시원한 물 한 잔, 봄을 시샘하는 바람을 이겨내고 활짝 피어난 개나리, 무더운 여름의 뜨거운 태양빛 아래 물살을 가로지르는 웨이크보드, 산허리에서 땅을 밟고 바라보는 세상, 엄마가 차려준 따끈한 밥상 등 수많은 일상의 컬러들이 우리의 삶을 풍요롭게 한다.

당신이 위의 이미지들을 시각화해서 어떤 컬러를 떠올린다면 빛이 우리에게 주는 환경 또한 끊임없이 변한다는 것을 알 수 있을 것이다. 시각, 청각, 후각, 미각, 촉각 등이 모두 동원되어 형성된 이미지를 통해 우리는 취향, 고통, 두려움, 용기, 편안함, 평온함 등의 정서를 갖는다. 그렇기 때문에 시각을 잃은 시각장애인들도 눈으로 보지는 못하지만 다른 감각기관을 통해 컬러를 느낄 수 있는 것이다. 시각장애인들은 육안이 아닌 영안으로 세상을 보기 때문에 어떤 면에서는 시각을 지니고 있는 사람들보다 더 다양한 컬러를 느낄 수 있다.

우리가 받아들이는 정보의 80%는 시각을 통해 받아들여지기 때문에 몸이 천 냥이면 눈은 900냥이라는 말은 매우 설득력이 있다. 눈이 있기 때문에 우리는 어떤 우발적인 일이 일어나더라도 즉각 반응할 수 있으며, 올바른 행동을 할 수 있다. 만약 우리가 환경이 표현하는 감각적 정보에 적절하게 대응하지 못한다면 온갖 위험이 가득 찬 이 세상에서 결코 살아남을 수 없을 것이다. 그러므로 컬러의 본질과 컬러가 사람에게 미치는 영향을 이해하는 것은 매우 중요하다.

컬러는 우리의 정서에 많은 영향을 미치고 있기 때문에, 컬러의 에너지가 주는 기적과도 같은 힘을 이용해서 신이 준 빛의 선물인 컬러를 삶에 활용해야 한다. 컬러를 통해 우리의 몸과 마음, 영혼까지도 건강하고 아름답게 빛내보자.

컬러는 무지개다

컬러란 무엇일까?

컬러의 본질을 설명한다는 것이 결코 쉽진 않지만, 물리학적인 설명을 곁들인다면 컬러란 우리 눈에 보이는 가시광의 일부이다.

나는 재학 중에 과학이나 물리보다는 생물시간이 더 즐거웠다. 뭔가 물리현상에 대한 것들엔 미세한 단위나 화학 공식 같은 것이 있어서 마치 수학시간과 비슷한 느낌이 들었지만, 프리즘을 통해서 보았던 무지갯빛은 잊을 수가 없다.

무지개는 내게 있어서 물리적 현상을 통해 선사받은 신의 선물이었다. 그래서일까. 나는 눈부신 태양빛을 무척이나 좋아하며, 해만 떴다 하면 광합성을 즐긴다.

밝고 흰 태양빛이나 광선이 프리즘을 통과하면 다양한 파장의 여러 광선들이 부채처럼 펼쳐진다는 사실은 모두가 알고 있을 것이다. 하지만 잊고 있었던 아름다운 과거를 떠올린다는 기분으로 다시 한 번 그 기억을 더듬어보자.

컬러는 입자의 파장이다. 프리즘이나 물방울을 통과한 서로 다른 파장의 빛들로 인해 색의 스펙트럼이 발생하게 되며, 그것이 우리가 흔히 알고 있는 무지개다.

여름날의 더위를 잊게 해주는 시원한 분수대의 물줄기들 사이로 보이는 무지개는 우리의 마음을 설레게도 하고 기쁨을 주기도 한다. 무지개를 바라보는 아이들의 꿈이 가득한 시선을 따라가다 보면 꿈을 잃어버린 어른들도 동심으로 돌아갈 수 있다.

무지개를 보면 행운이 따른다는 말도 있지 않은가. 이제 무지개를 떠올리며 가슴 가득 행운을 품어보자

무지개 띠의 빨간 파장은 가장 작게 굴절되고 보라 파장은 가장 크게 굴절된다. 빨강 앞에는 적외선의 파장 영역이 있고, 보라 뒤에는 자외선 파장 영역이 있다. 적외선과 자외선 이 두

영역은 눈으로는 볼 수 없는 빛 자체의 흰빛이다. 재미있는 것은 빨간색, 주황색, 노란색, 초록색, 파란색, 남색, 보라색의 무지개 컬러를 합치면 흰색이 된다는 사실이다. 우리의 뇌는 일곱 빛깔 무지개라고 인지하지만 이것은 거짓이다.

    빨강에서 주황으로, 주황에서 노랑으로, 노랑에서 초록으로, 초록에서 파랑으로, 파랑에서 남색으로, 남색에서 보라색으로 넘어가는 색과 색 사이의 컬러는 어떻게 표현할 수 있을까?

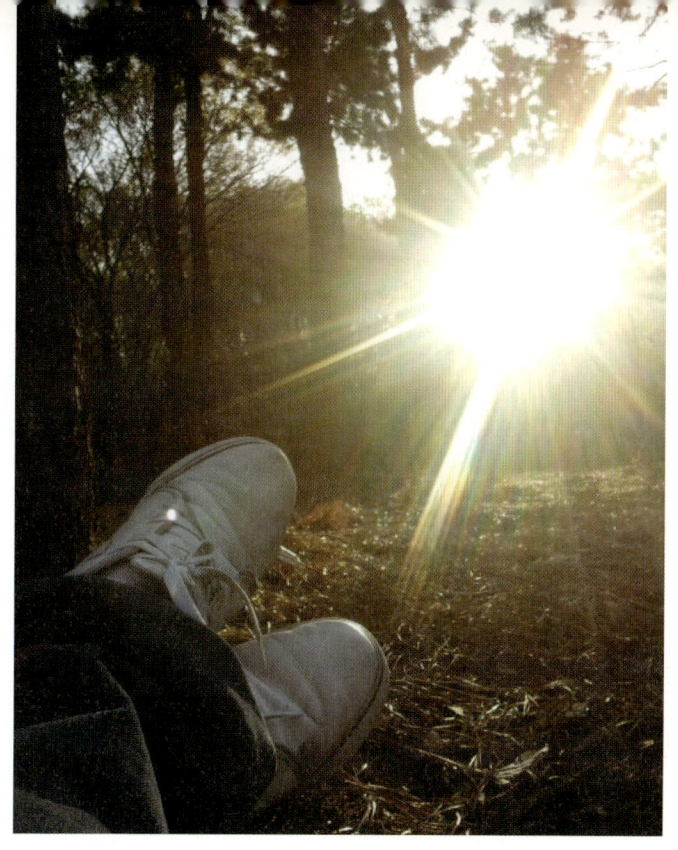

나는 광합성을 즐기며 태양빛을 카메라에 담는 것이 취미다.
사진을 가만히 들여다보면 하얗게 뻗어나간 빛줄기 사이로
프리즘을 통해서 보았던 무지개를 볼 수 있을 것이다.
햇살 좋은 날, 집에서 낮잠이나 TV 시청으로 소일하기보다는 밖으
로 뛰쳐나가 진정한 자신만의 빛을 찾아보는 것은 어떨까?

우리가 보는 하늘색은 정말 하늘색이 맞을까?

　우리는 흔히 푸른색에 흰색을 섞은 컬러를 하늘색이라고 한다. 하늘색은 해가 비치는 한낮에는 연한 파란색이지만, 해가 막 떠오를 때는 거의 흰빛이며, 해가 질 때는 어머니의 품속 같은 연한 핑크색이나 주황색으로 변하고, 해가 지면 검게 변한다.
　이것은 태양빛이 지구를 통과하면서 공기와 부딪칠 때 일어나는 현상인 빛의 산란 때문으로, 대낮의 하늘이 파랗게 보이는 것은 무지갯빛인 태양빛 중에서 파장이 짧은 파란색이 공기에 부딪혀 산란되었기 때문이다.
　반대로 해가 지는 저녁에는 파장이 긴 빨간색 빛이 산란되어 하늘이 붉은색으로 보이며, 해가 지고 나면 빛 자체가 사라지기 때문에 하늘도 세상도 온통 검은빛으로 변한다. 달나라에서는 푸른 하늘을 볼 수 없는데, 그것은 그곳에 공기가 없기 때문이다.

푸른 하늘을 바라보며 한 점 부끄럼이 없이 사는 것도 좋지만, 수줍은 일몰의 발그레한 하늘빛 감성도 잃지 않는 이들이 더욱 많아진다면 세상은 좀 더 아름답고 따뜻한 곳이 되지 않을까?

　프레임 안에 어떤 풍경이나 찰나를 어떤 각도로, 어떤 감정으로 담아내려고 하는지에 따라 사진의 질이 달라지듯, 육안이 아닌 심안을 뜨고 세상을 바라본다면 삶이 더욱 아름답고 신비한 빛의 컬러로 물들지 않을까?

　잠시 하늘을 바라보며 떠오르는 사람이 있다면 적어보자. 그리고 그들에게 내가 언제나 당신 곁에 있음을 잊지 말라고, 사랑한다고, 감사하다고 전하자. 오늘은 항상 다시는 오지 않을 어제가 된다.

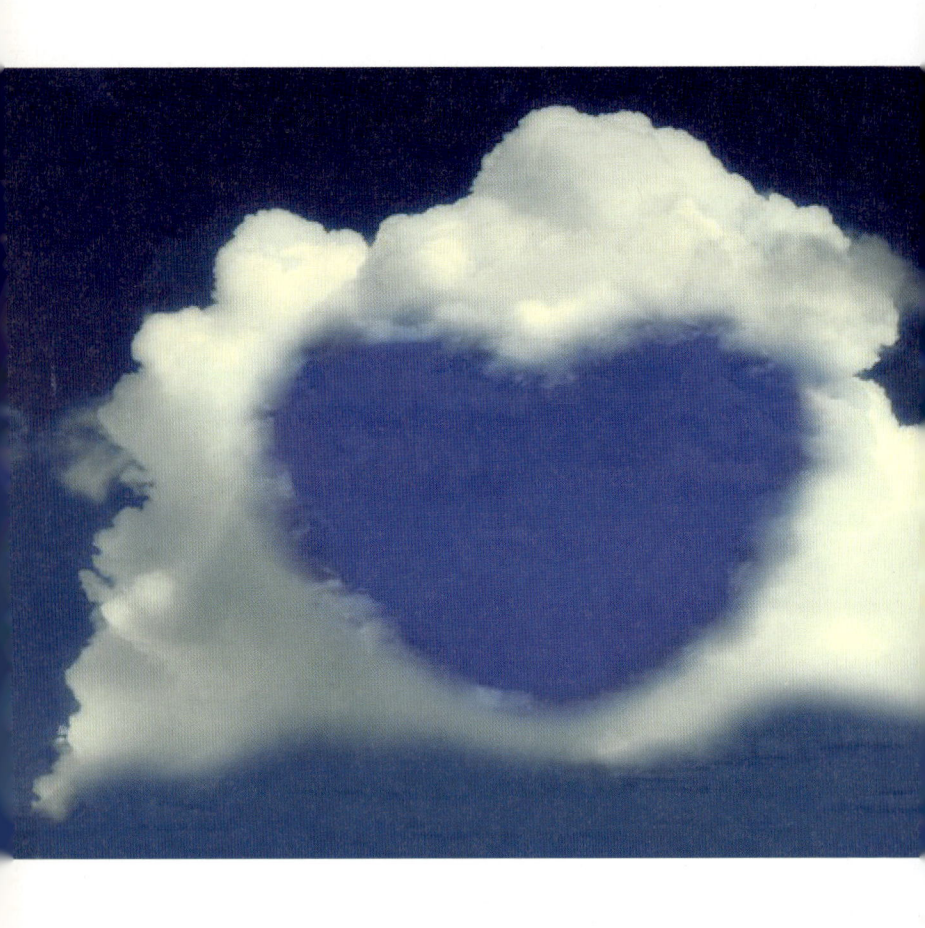

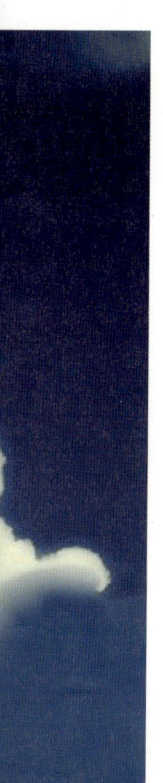

나는 구름 한 점 없는 파란 하늘도 좋지만,
몽글몽글한 구름이 있는 하늘이 더 예쁘다.
아무 것도 없는 푸른 하늘은 외로워 보이지만,
흰 구름이 함께 떠 있으면 한결 마음이 편안해진다.
슬픈 마음을 가지고 하늘을 쳐다보다가도
다정한 그 빛을 한동안 바라보고 있자면
몸도 마음도 차분해지는 것을 느낄 수 있다.

현란한 네온사인에 취해 비틀거리며
낮과 밤을 바꿔 지내는 현실 속의 사람들에게
나는 가만히 속삭이고 싶다.
해가 뜨면 좀 일어나서 하늘을 바라보라고.
현실을 직시하고 좀 더 자신을 객관적으로 바라보며
현명해지라고. 부질없는 근심은 털어버리라고.
몇 발짝만 떨어져서 자신을 바라보면 알 수 있는데,
스스로를 꼭 끌어안고 고민하면 문제는 점점 더 커진다고.
하늘을 바라보며 입가에 미소를 짓는다면
좀 더 행복해질 것이라고.

하늘을 바라보자.
토끼구름, 나비구름, 우리 어린 날의 동요와 같은 구름이 있다.
사랑을 가득 품고 있는 이들의 눈엔 저런 하트 구름이 보인다.
당신 가슴속에 숨어 있는 순수를 찾아보라.

하늘을 보면 떠오르는 사람 _____

컬러는 우리의 눈을 속이고 있다

　토마토는 빨갛고, 개구리는 녹색이고, 하늘이 파랗다는 것은 거짓이다. 그렇게 표현되는 색은 뇌가 인식하는 정보의 영역이며, 그것은 다만 우리 눈에 그렇게 보이는 것일 뿐이다. 컬러는 그 자체로 존재하는 객관적인 실체가 아니며, 컬러가 우리의 눈을 속이고 있다는 것을 기억하자.
　물체마다 분자구조가 다르며, 이들 분자의 특성에 따라 빛의 반사, 흡수, 통과 능력이 결정된다. 따라서 우리의 눈에 보이는 사물의 색은 사실 에너지를 반사하거나, 흡수하고 통과하는 에너지 교환 과정에서 발생한 것일 뿐이다.
　싱그러운 나무숲을 한번 떠올려 보자.
　나뭇잎이 녹색으로 보이는 것은 이파리들이 녹색을 제외한 다른 컬러의 파동들을 모두 흡수하기 때문으로, 이때 녹색은 반사되어 우리 눈에 색채로 인지된다. 하지만 우리는 그 녹색을 직접 보지 않아도 싱그러운 나무숲이 우리에게 주는 피톤치드나 나무냄새, 나뭇가지 사이에 걸쳐진 햇살을 떠올릴 수 있다.

컬러는 감각이다. 우리의 뇌가 컬러에 대해 좀 더 자유롭게 활동할 수 있도록 상상력을 발휘해보자.

눈이 보이지 않는 시각장애인들이 색깔을 감지할 수 있다는 연구결과가 말해 주듯, 굳이 눈을 뜨고 컬러를 확인하지 않더라도 우리는 눈을 감은 상태에서 빛의 파장들을 느낄 수 있다.

어떤 물체, 어떤 재료든 빛을 흡수하기만 하거나, 통과만 시키거나, 반사만 하지는 않는다. 대부분의 물체는 특정한 파장은 흡수하고 다른 파장은 반사한다. 이 반사된 빛이 물체의 색을 결정하게 되며, 가시광선의 특정한 파장들이 색채 자극체로서 우리 눈에 들어오면 특정한 시각 세포가 자극되고, 이 자극이 지속되어 컬러가 생기는 것이다. 컬러는 우리가 보고, 듣고, 만지고, 냄새를 맡고, 맛을 보는 등의 모든 자극을 통해 우리에게 전달된다.

색은 시각정보에 속하지만 사실 빛과 컬러는 볼 수 있는 것이 아니다. 빛이 사물을 비출 때 빛과 색은 물질화되며, 빛과 사람의 눈이 비로소 세상에 컬러를 주는 것이다.

컬러는 태양빛이나 달빛, 백열등, 형광등, 촛불 등에 따라 다르게 보인다.

달빛마저도 숨어버린 어두운 밤이면 이 세상의 모든 것이 컬러를 잃듯, 눈에 보이는 세상의 컬러만을 느낄 것이 아니라 가슴으로 느껴지는 컬러를 알아가길 바란다. 숨을 깊이 들이마시고 천천히 내쉬면서 나무숲이 전하는 감정을 느껴보자.

바람. 나무숲의 향기. 새들의 지저귐조차 묻혀버리는 거대한 파도소리와도 같은 나뭇가지들의 향연을 떠올리며 어린 시절에 크게 여울졌던 감정의 기억을 떠올려보자.

어떤 느낌과 어떤 기억이 떠오르는가? 무슨 색이 떠오르는가? 그 감정을 있는 그대로 인식하고 허용하는 자신에게 새로운 에너지가 생긴다는 것을 인지하고, 그것을 충분히 느껴보자.

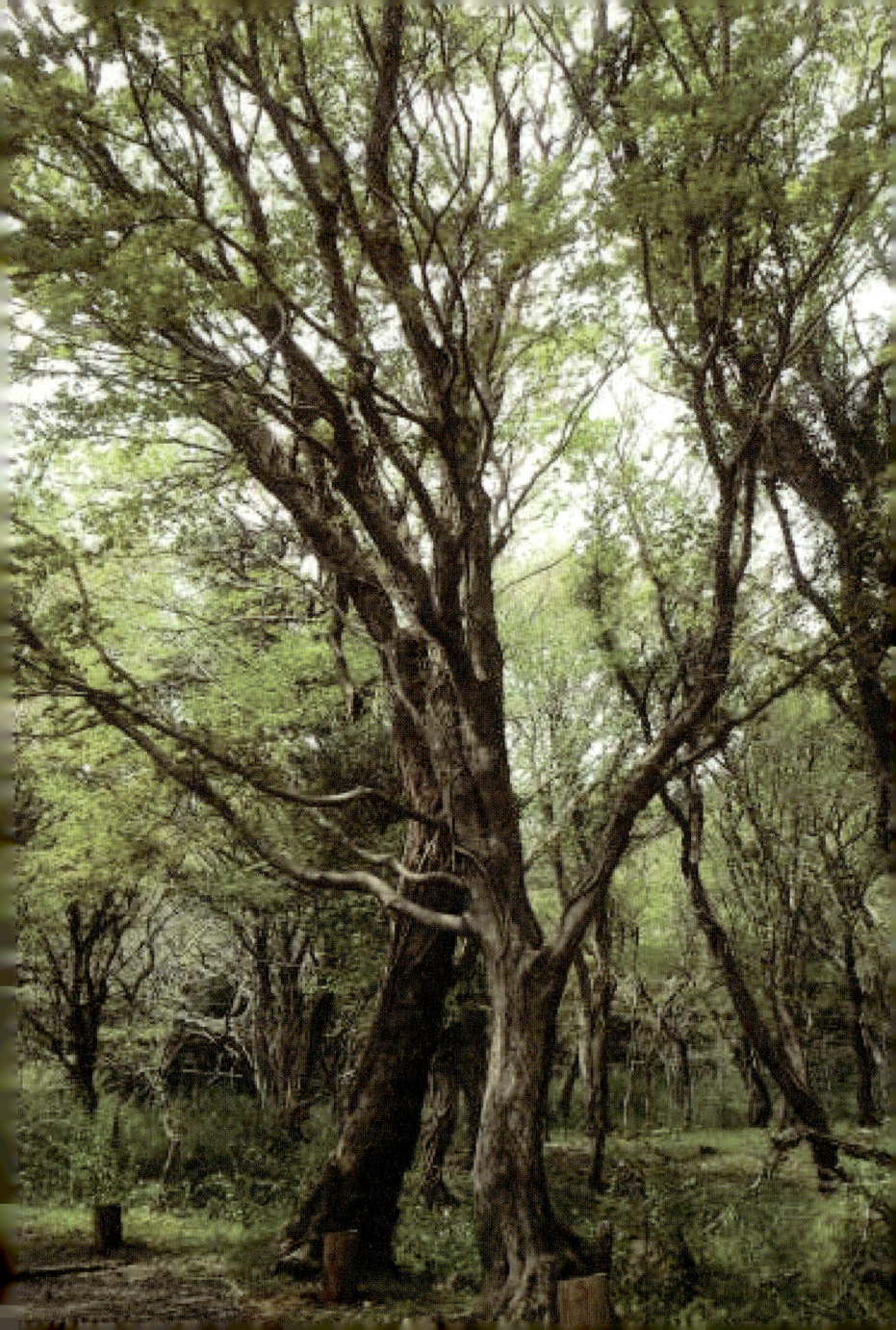

2011년도 WCCF 제주코칭서밋에서 만난
절물자연휴양림 사진이다.

제주도가 바람이 많다는 것을 실감케 하는 숲이었는데,
바람의 손길에 춤을 추듯 뒤틀린 나무들과
나뭇가지들이 바람을 따라 파도소리를 내던 그곳에서
난 길을 잃고 숲속을 헤매며 나무들과 함께 호흡했다.
사람의 발길이 닿지 않은 숲이 전하는 메시지와
숲의 강하고 뜨거운 에너지를 온몸으로 느낄 수 있었다.
자연은 '나' 자체를 충분히 느끼게 해준다.

어떠한 저항도 없이
있는 그대로의 나를 느껴볼 수 있는 시간을
당신도 가져보는 것은 어떨까?

나를 알게 해준 감정에너지는 _____ 컬러이다.

빛과 컬러는 에너지다

빛과 컬러를 오감으로 느낄 수 있다는 것을 잘 알면서도 우리는 그것에 대해 어떤 정의를 내리거나 하지는 않는다. 정의를 내리기도 쉽지 않지만, 그냥 느낌으로 쉽게 흘려버리고 마는 경우가 대부분이다.

자연과학이 아무리 발달해도 컬러가 불러일으키는 느낌과 감정은 표현할 수 없지만 우리가 컬러를 이해하기 위해서 자연과학적인 설명을 덧붙이는 것은 사실 컬러를 통해 무언가를 얻기 위해서이며, 그 무언가가 바로 빛이 생명을 불어넣은 컬러의 에너지다.

난 한국인이라는 것이 참 좋다. 컬러이야기를 하다 말고 왜 뜬금없이 한국을 이야기하는 것이 궁금하지 않은가?

한국은 봄, 여름, 가을, 겨울이라는 사계절을 모두 가지고 있다. 때문에 우리나라 사람들은 감성이 풍부할 뿐만 아니라 정서적으로 무척 안정되어 있다. 이 작은 나라의 땅이 주는 에너지로 인해 우리 한국인의 능력은 탁월하다.

사계절이 뚜렷하다는 것은 그만큼 더 풍성한 자연과 빛이 선사하는 다양한 컬러 에너지가 발생한다는 것이다. 그 에너지를 우리는 무의식중에도 흡수하고 있으며, 흡수된 에너지는 우리의 삶에 막대한 영향을 미친다.

자연이 우리에게 대가 없이 많은 것을 주고는 있지만, 무한하리라 믿고 있는 것들은 점점 고갈되어 가고 있으며, 파괴된 자연환경은 결국 우리에게 고스란히 그 상처를 되돌려주고 있다. 뚜렷했던 사계절이 이제는 여름과 겨울이 길어지고 봄과 가을이 짧아졌다. 이제 우리는 굳은 땅과 설산의 눈을 녹여주던 봄바람과 봄의 에너지를 충분히 받지 못한 채 여름을 맞고 있는 것이다.

지구상의 모든 생물이 그러하듯 우리는 춥고, 비가 오고, 구름이 낀 날씨보다는 햇빛이 있는 날씨를 선호한다. 누렁이도 시골집 마당에 누워 기분 좋게 햇볕을 즐기며, 풀과 나무, 꽃들 또한 태양을 향해 해바라기를 하지 않는가.

 태양은 우리에게 많은 생명력과 활성에너지를 준다. 사람에게 체온이 있듯 빛은 열과 밀접한 관계에 있다. 모든 물체는 태양처럼 자체의 열로 특정한 파장의 전자기파를 내보내며, 우리의 눈은 그러한 전자기파를 빛으로 인지할 수 있다. 광자라 불리는 소립자인 빛의 매우 특별한 입자가 우리에게 에너지와 정보를 전달한다는 것을 알아두자.

 첨단과학의 발달로 이제 100세 고령화 시대의 문이 활짝 열렸다. '잘 먹고 잘 사는 법'으로 우리의 생활여건은 좋아졌을지 모르지만, 환경이 점점 바뀌면서 새로운 질병들이 등장하고 있으며, 인류는 그러한 상황에 속수무책으로 노출되고 있다.

 잘 먹고 잘 살려면 우선 우리의 몸과 마음이 건강해야 하며, 삶의 질을 높이는데 있어서 가장 기본이 되는 것이 바로 빛과 컬러다. 빛과 컬러가 우리에게 주는 에너지에 대해 잘 이해하고 인식한다면 새로운 세상이 펼쳐질 것이다.

따뜻한 세상을 원한다면 핑크빛 안경을 한번 써보자. 창조주가 만든 자연은 항상 변함이 없지만, 우리가 어떤 컬러의 안경을 쓰고 세상을 바라보느냐에 따라 자연과 세상, 우리의 삶과 가치는 바뀔 수 있다.

햇빛이 우리에게 주는 선물을 보고, 듣고, 만지고, 느끼고, 가슴에 자신만의 컬러로 담아보자. 세상은 혼자 사는 것이 아니다. 주변의 모든 것들이 다 나와 함께하고 있으며, 서로에게 일정한 파장을 미치고 있다. 그 파장을 주고받는데 있어 내가 온전하지 않다면 세상의 모든 것이 불공평해지고, 내 몸과 마음에서 투덜투덜 불평불만이 쏟아지게 된다. 자신만의 고독을 즐길 줄 아는 사람이 남에게도 너그럽다는 것을 명심하자.

인파가 몰리는 곳에 가면 사람들의 표정, 옷의 색상, 감정, 먹거리 등을 통해 오감의 향연을 만끽할 수 있다. 사람도 하나의 빛이다. 그러므로 우리는 무심코 지나치는 사람들에게서도 에너지를 느낄 수 있다.

　유모차를 끌고 가는 부부의 모습에서 전달되는 그들의 빛깔과 에너지를 한번 느껴보자. 희망적인 아기는 노란빛을, 부부의 안정된 모습에서는 평온한 초록빛과 사랑의 핑크빛을 느낄 수 있을 것이다. 이것은 관찰자의 대단한 능력 때문이 아니라, 세상의 모든 광경을 제대로 지켜볼 수 있는 눈을 가진 사람이라면 누구나 느낄 수 있는 감정 컬러다.

　마음의 눈을 뜨는데 주력해보자. 처음엔 어색하고 이상하게 느껴지겠지만 마음을 눈을 뜨면 자연스럽게 세상의 모든 것들이 새롭게 보일 것이다.

　어쩌면 나보다 이 글을 읽고 있는 당신이 더 다양한 감각의 컬러를 느끼고 있는지도 모른다. 그러니 움직이길 바란다. 더 많이 움직이고, 더 많이 보고 듣고 느껴야 자신의 것으로 흡수할 수 있다. 그것들을 활용해서 삶을 더 아름답고 풍요롭게 즐겨보자.

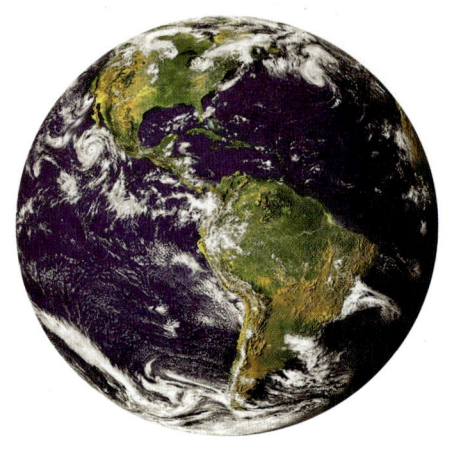

내가 존재하기 때문에 지구가 존재하는지,
지구가 존재하기 때문에 내가 존재하는지
한번 생각해보라.
위의 사진을 통해 굽이치듯 역동하는
땅과 바다의 에너지를 느껴보라.
나라는 존재가 지구라는 별과 함께 움직이는
우주론적 존재임을 인식해보라.

잠시 눈을 감고 지구를 떠올려보자. 그리고 나는 어디에, 어떤 모습으로, 어떤 컬러로 존재하고 있는지 떠올려보자. 머릿속으로 그려보아도 좋고, 직접 종이와 색연필을 꺼내어 그려보아도 좋다.

지구와 나는 _____ 컬러의 _____ 관계이다.

컬러는 통합적 감각이다

"우리의 마음은 어디에 있는가?"라는 질문을 던졌을 때, 사람들은 대부분 가슴 중앙에서 약간 왼쪽으로 치우친 심장을 가리킨다. 그렇다면 마음은 정말 심장에 있는 것일까? 또 우리가 말하는 컬러의 감각은 몸의 어느 곳에서 가장 크게 인식되는 것일까? 이론적인 정의를 뇌에서 내리기 때문에 컬러를 뇌가 느낀다고 할 수 있을까?

흔히들 사랑을 하면 심장이 뛴다고 표현한다. 심장은 혈액을 펌프질하는 기관이기 때문에 우리 몸속에서 끊임없이 박동한다. 결국 감정에 변화가 오면 심장이 가장 극렬하게 반응하기 때문에 우리는 마음 상태를 가장 적극적으로 표현하는 심장을 마음으로 본다. 사람의 생사를 판가름하는 것도 심장이 아니던가. 움직이는 동물에게만 있는 심장, 당신의 붉은 심장이 역동할 수 있도록 많이 움직여라. 삶의 의지는 움직임으로 표현되는 것이다.

빛의 색인 컬러는 우리 생활과 아주 밀접한 관계에 있다.

쉬운 예를 들면, 비 오는 날 검정색 레인코트를 입으면 혈액순환이 느려지고 마음까지 우울해져서 기분이 처질 수 있지만, 주황색 레인코트나 부츠를 신으면 혈액순환이 좋아지고 빗방울이 그다지 차갑게 느껴지지 않기 때문에 외출이 즐거워질 것이다.

프랑스의 시인이자 소설가이며 극작가인 레미 드 구르몽(Remy de Gourmont)의 '낙엽'이라는 시는 누구나가 다 안다.

그런데 우리는 '낙엽'이라는 시에서 어떤 컬러, 어떤 감정, 어떤 감각적인 것들을 지각할 수 있을까?

"시몬 너는 좋으냐? 낙엽 밟는 소리가."

19세기는 21세기인 지금보다도 훨씬 낭만적인 시대였기 때문에 감각적인 시구들이 넘쳐났으며, 구르몽의 '낙엽'이라는 시는 충분히 통합적인 감각을 표현했기 때문에 지금까지도 많은 이들이 애송하고 있다.

　위의 시구를 읽으면 오감이 모두 자극되지 않는가? 이 구절은 우리 눈에 보이는 컬러만이 색을 전달하는 것이 아님을 여실히 보여주고 있다. 항상 일깨워야 할 것은 우리의 몸과 마음에 전달되는 냄새, 촉감, 소리, 글, 감정, 이 모든 것들이 컬러로 결합되어 있다는 것이다.

　예술은 마법과도 같은 기적을 낳는다. 화가나 작곡가들의 통합적인 감각 표현을 찾는 시도는 끊이지 않았다.

　바우하우스를 세운 우드비히 히르쉬펠트-마크는 컬러와 빛과 소리를 함께 감지하려는 '컬러 빛의 유희'란 제목의 작품을 작곡했고, 월트디즈니 영화나 사이키델릭 록 음악에서도 컬러와 소리가 밀접하게 관련되어 있음을 밝히고 있다.

　영국의 안과 의사가 장님이 소리를 듣고 컬러를 연상했다고 밝힌 것에 대해 사이토윅(미국의 뇌신경학자)은 통합감각은 의학적으로 볼 때, 동시에 받은 감각적 느낌들을 구별할 수 없는 현상이며, 통합감각을 느끼는 사람들은 맛을 촉감으로, 냄새를 소리로, 소리를 색으로 표현한다는 개념을 적용해서 이를 설명했다.

정말 흥미로운 것은 컬러가 부드럽거나, 거칠거나, 달콤하거나, 짜거나, 끈적이거나, 날카로운 느낌을 전달한다는 것이다. 하지만 이렇게 통합 감각을 느끼는 사람들의 의견이 모두 일치하는 것은 아니다.

무더운 여름날의 풀벌레 소리를 어떤 사람은 아름다운 핑크빛의 향연이라고 느끼고, 어떤 사람은 더위를 식혀주는 초록빛 자연의 소리로 들으며, 잠을 청하고 있는 사람은 시커먼 불청객의 소리로 느낀다.

사이토윅이 과학적 연구를 통해 밝힌 것처럼 통합감각은 왼쪽 뇌의 림프계에서 일어나며, 이곳은 언어와 주위 환경의 개별적 해석을 담당하고 있는데, 동시적인 인지는 뇌의 해당 부분들이 연결되어 일어난다. 통상적으로는 무의식적인 과정이 먼저 일어나고, 그 과정들이 의식의 표면으로 떠올라 통합감각으로 의식되는 것이 우리 모두가 공유하고 있는 정상적인 뇌의 기능이다.

여러 가지 감각적, 지각적 정보들이 복잡하게 연결되면서도 또 나란히 뇌 속의 여러 가지 기능을 맡고 있지만, 대부분이 의식의 밑면에서 움직이고 있어 통합감각의 작용을 인지할 수 없다. 사람들이 태도에 변화를 주지 못하는 것 또한 합리적인 이성보다 감정적인 평가에 보다 큰 영향을 받기 때문일 것이다. 하지만 감정적인 것을 감성으로 받아들인다면 우리는 얼마든지 변화할 수 있다. 사람은 생각하는 동물이므로.

내가 자기중심적인 생각과 사고로 현실이란 안경만을 쓰고 있는 건 아닌지 한번 생각해보자.

"너 오늘 예쁘다"라는 말보다는 "너 오늘 아침햇살에 반짝이는 이슬처럼 예쁘다"고 말해보자.

"나 아파"라는 말보다는 "나 더럽게 아파"라고 말해보자.

통합감각자들만이 의식할 수 있는, 당신이 놓치고 있는 이 기능을 당신도 얼마든지 느끼고 활용할 수 있다.

자연적, 문화적 환경이 컬러의 인지에 영향을 미치듯이 모든 감각적인 것을 컬러화하면 우리의 환경을 다른 방식으로 변화시킬 수 있다는 것에 초점을 맞추고 다음의 '낙엽'이라는 시를 읽으며 통합감각을 일깨우는 연습을 해보자.

낙엽

시몬, 나무잎새 져버린 숲으로 가자.
낙엽은 이끼와 돌과 오솔길을 덮고 있다.
시몬, 너는 좋으냐? 낙엽 밟는 소리가.
낙엽 빛깔은 정답고 모양은 쓸쓸하다.
낙엽은 버림받고 땅 위에 흩어져 있다.
시몬, 너는 좋으냐? 낙엽 밟는 소리가.
해질 무렵 낙엽 모양은 쓸쓸하다.
바람에 흩어지며 낙엽은 상냥히 외친다.
시몬, 너는 좋으냐? 낙엽 밟는 소리가.
발로 밟으면 낙엽은 영혼처럼 운다.
낙엽은 날개 소리와 여자의 옷자락 소리를 낸다.
시몬, 너는 좋으냐? 낙엽 밟는 소리가.
가까이 오라, 우리도 언젠가는 낙엽이리니
가까이 오라, 밤이 오고 바람이 분다.

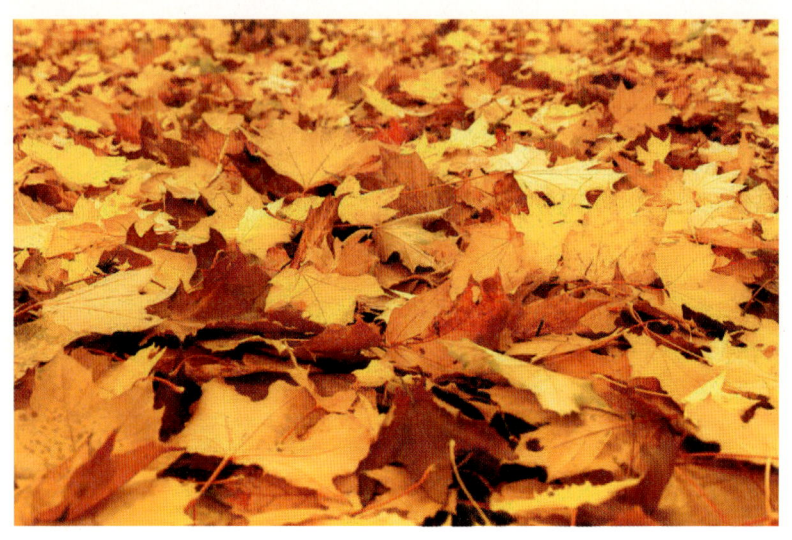

글을 단순하게 글로만 보지 않기를 바란다.

필자가 '시몬' 이라고 하는 순간 웃음이 나올 수도 있다.

잠시 웃음을 멈추고 이 시를 하나의 장면으로 이미지화하라.

그리고 그 이미지 속에 있는 컬러들을 발견하길 바란다.

이미지 속 인물들의 감정까지도 느껴보라.

낙엽, 소리, 바람, 당신은 느낄 수 있다.

뇌로 느끼는 우리의 감각, 지각적인 것들은

우리의 가슴을 다시 뛰게 할 수 있다.

그것은 우리가 살아가는 동안

또 다른 즐거움을 선사할 것이다.

시를 통해 떠오르는 컬러를 적어보자.
그것이 시문이든,
작가의 마음이든,
낙엽 밟는 소리든,
해질녘의 하늘빛이든 모두 좋다.

나는 이 시가 _____ 컬러로 느껴진다.

감정에도 컬러가 있다

 우리는 컬러라는 것을 그저 눈으로 보고 즐겨왔다. 하지만 컬러는 눈에 보이는 사물이나 누군가가 내뿜고 있는 주파수에 따라 무한히 변화한다.

 이제 당신의 넘치는 감성과 감정에 따른 컬러의 변화를 살펴보자.

 당신은 오늘 아침을 어떻게 시작했는가?

 사랑, 감사, 슬픔, 기쁨, 두려움, 스트레스, 자유, 희망, 미움, 자랑스러움, 즐거움, 평온함.

 당신이 아침을 어떻게 시작했느냐에 따라 당신의 컬러도 움직이기 시작한다.

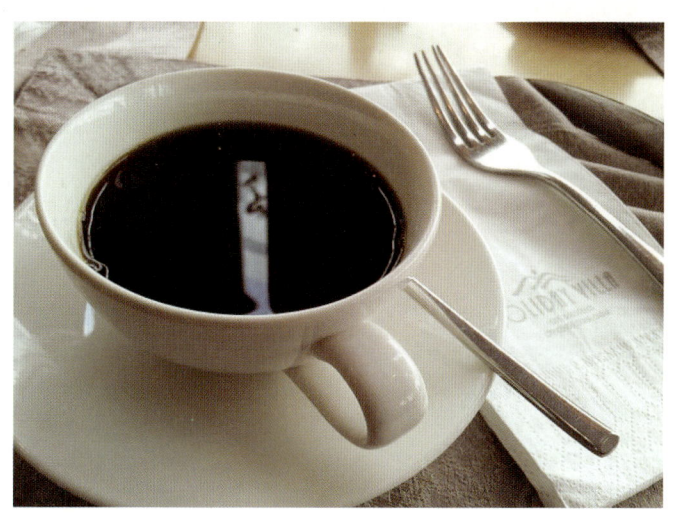

사랑하는 이의 아침 인사

아침에 일어나 습관적으로 보는 핸드폰 문자, 신문기사, 날씨

옆집에서 들려오는 현관문 여닫는 소리

아침에 내가 입으려던 옷을 먼저 입고 출근한 언니

기억이 날 듯 말 듯한 지난 밤 꿈

커튼 사이로 비쳐든 아침햇살

잠을 더 자고 싶은 욕구

창문을 두드리는 빗방울

지각을 알리는 알람시계의 음악소리

갓 구워낸 토스트와 아메리카노의 향기

세상은 언제나 똑같이 돌아가고 있지만, 내가 바라보는 세상은 항상 변화한다. 내 감정 컬러에 따라 세상은 찬란하기도 하고, 더 이상 살기 싫은 곳이 되기도 한다. 이제 내 마음의 컬러를 컨트롤하기 위해 무의식 상태에 있던 컬러의 감성을 깨워보자.

"이 세상에서 당신의 마음대로 할 수 있는 것이 하나 있다면 그것은 바로 당신 자신이다."

하지만 당신 뜻대로 당신 자신을 움직일 수 없다면, 당신은 사망진단을 받은 것이나 다름없다. 내 생각이 아닌 것에 휘둘려 살게 되면 진정한 나를 찾기 어렵지만, 내가 생각하는 대로 내 감정을 표현하면서 살아간다면 내가 원하는 컬러풀한 삶을 살 수 있다.

그렇다면 이제 감정 컬러에 대해 살펴보자.

각 감정의 컬러들을 이해하기 전에 컬러의 보색관계부터 알아두는 것이 좋다. 근본적인 컬러인 빛의 흰색으로 감정을 다스려 갈 수 있다면 분노, 우울함 등의 단어는 당신의 사전에서 지워버릴 수 있을 것이다.

희망/기쁨(옐로우)

희망이라는 감정의 컬러는 무엇일까?

희망의 컬러는 노란색이다. 우리는 앞으로 일어날 일에 대한 어떠한 기대감, 바람이나 소원, 무언가 잘 될 수 있는 가능성 등을 희망이라고 한다.

성당이나 절에 가면 흔히 볼 수 있는 것이 촛불을 밝히고 사람들이 어떠한 희망을 담아 기도하는 모습이다. 희망을 기원하는 촛불은 태양의 중심인 밝은 노란빛을 띠고 있다. 그래서 미래가 크게 펼쳐진 어린이들이 다니는 유치원이나 어린이집의 원복은 노란색이 많다. 어린이들을 미래의 희망, 꿈나무라고 표현하듯 어린아이와 같은 동심을 지니고 있는 사람들은 노란색의 성향을 가지고 있다.

노란색은 우울증이 있는 이들에게 좋다.

당신도 가끔 우울하거나 슬플 때, 삶의 희망이 보이지 않을 때, 그저 땅을 바라보면서 한숨만 쉴 것이 아니라 기분을 전환시켜줄 노란색을 찾아보기 바란다.

    노란 희망의 컬러는 우리 주변에 얼마든지 있다.

    추운 겨울을 이겨낸 노란 개나리꽃이나 유치원생들이 타는 노란 버스, 아이의 해맑은 웃음 등 당신의 우울함을 단번에 날려줄 노란색을 찾아보자.

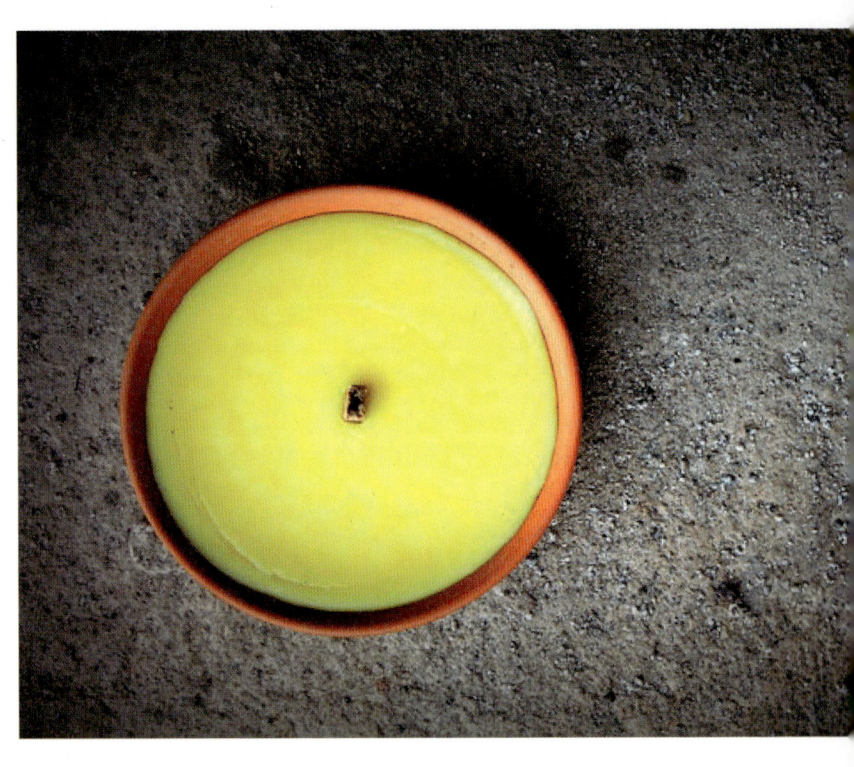

긍정의 힘. 당신의 생명력이나 자존심의 원천은
노란색이라는 걸 기억하라.
당신 자체가 세상의 희망이라는 걸 알았다면
이제 자신을 위한 촛불을 켜고
자신이 이룰 수 있는 가능성에 대해
마음껏 상상하고 즐기는 시간을 가져보길 바란다.
이제 노란 초를 마음속에 품고
당신의 희망에 불을 켜는 시간을 가져보자.
당신은 무엇을 희망하는가?
삶이 당신에게 언제든 미소를 지을 수 있도록
희망을 꼭 품고 살기 바란다.
반드시 그 희망이 이뤄지리란 사실을
당신 자신이 믿으면 그 희망은 언젠가 이루어진다.

노여움(레드 & 블랙)

노여움의 컬러는 빨간색이다. 우리는 어떤 것에 대해 분개하고 섭섭해서 화가 치미는 것을 노여움이라고 하는데, 화가 나면 열 받는다는 말을 많이들 쓴다. 실제로 화가 나면 심장이 터져 버릴 것처럼 쿵쾅거리며, 혈압이 오르고, 눈에 핏발이 서기도 한다. 공포영화나 SF 공상과학 영화에 등장하는 인물이 화가 나서 악마와 같은 존재로 변할 때면 그 눈동자가 빨갛게 변한다. 눈에서 레이저를 쏘거나, 불을 내뿜어서 모든 것을 태워버리는 장면들도 이를 잘 말해준다.

보통 사람들도 화가 나면 얼굴이 붉어지고 눈이 충혈되는데, 뜨거운 느낌이 몸의 아래에서 위로 솟구쳐 오른다. 흔히들 뚜껑 열린다는 말을 쓰기도 하는데, 이 말은 무척 재미있고 의미 있는 말이다.

사람의 뇌는 80%가 물로 이루어져 있다. 팔팔 끓는 냄비의 물을 떠올려보면 이해가 쉬울 것이다. 부글부글 끓는 물이 냄비 뚜껑을 움직이게 하고 급기야 냄비의 뚜껑이 열린 채로 뜨거운 물이 넘쳐흐르는 것을 본 적이 있을 것이다. 화가 나면 당신도 모르는 사이에 세상이 이글거리는 태양처럼 보인다.

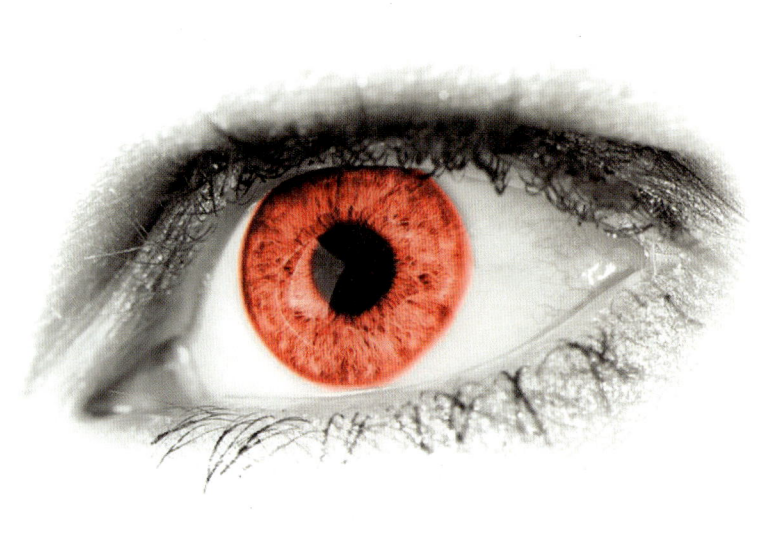

화가 난다면 옆의 눈을 뚫어져라 1분만 노려보라.
그리고 눈을 감아라.
당신의 감은 눈에 초록색 띠가 보일 것이다.
그 초록색에 집중하고 크게 초록색 숨을 들이마신다.
당신은 그 초록색이 번져옴을 느끼며
아주 천천히 숨을 내뱉는다.
당신의 마음속에서 끓어오르는
붉은 화를 내뱉는다고 느끼면서
당신의 심장에서 시작된
붉은 에너지를 쏟아버린다는
마음으로 천천히 숨을 내뱉는다.
다시금 푸르른 초원을 상상하고
그 에너지를 가슴 끝까지 들이마신다.
이렇게 들숨과 날숨의 호흡을 천천히 한 번 더 해본다.
이제 당신은 평온하다.
눈을 천천히 뜨면 온 세상이 초록으로 느껴지고
당신의 감정은 누그러지며,
붉은 빛의 화가 그 보색인 초록의 힘으로
다시금 하얀 도화지가 된다.

평온(그린)

휴식, 평온함의 컬러는 그린이다.

우리는 주말이면 하던 일을 멈추고 일상을 떠나 자연을 찾는다. 나무숲을 걷다보면 숲속의 식물들이 만들어내는 살균성을 지닌 피톤치드가 우리 몸의 독소와 스트레스를 제거해준다. 그러한 휴식 같은 평온함을 느끼기 위해 우리는 자연을 찾고, 자연은 우리에게 행복과 평화를 준다.

눈을 감고 상상해보자. 자연 속에 있는 당신이 자연과 하나가 되어 숨을 내쉬고 들이마시는 모습을. 하지만 자칫 자연의 녹색 빛을 너무나 좋아하게 되면 조금 게을러질 수도 있다.

당신은 너무나 지쳐 있다. 가정과 직장, 사람들, 일에 치여 당신을 돌아다볼 겨를도 없이 현실에 치여 숨가쁘게 살아왔다. 잠깐만 멈추어서 느껴보길 바란다. 조금만 관심을 가지고 눈을 돌려보라.

굳이 등산을 하지 않아도 우리 곁에는 풀이나 나무가 있는 가로수나 작은 공원이 있다. 당신에게 휴식이 필요하다고 해서 일주일 정도의 휴가가 꼭 필요한 것은 아니다. 무심코 지나치는 거리의 나무들은 당신을 위해 서 있다. 진정한 휴식과 평온함은 당신의 마음이 만들어낸다는 사실을 알아가길 바란다.

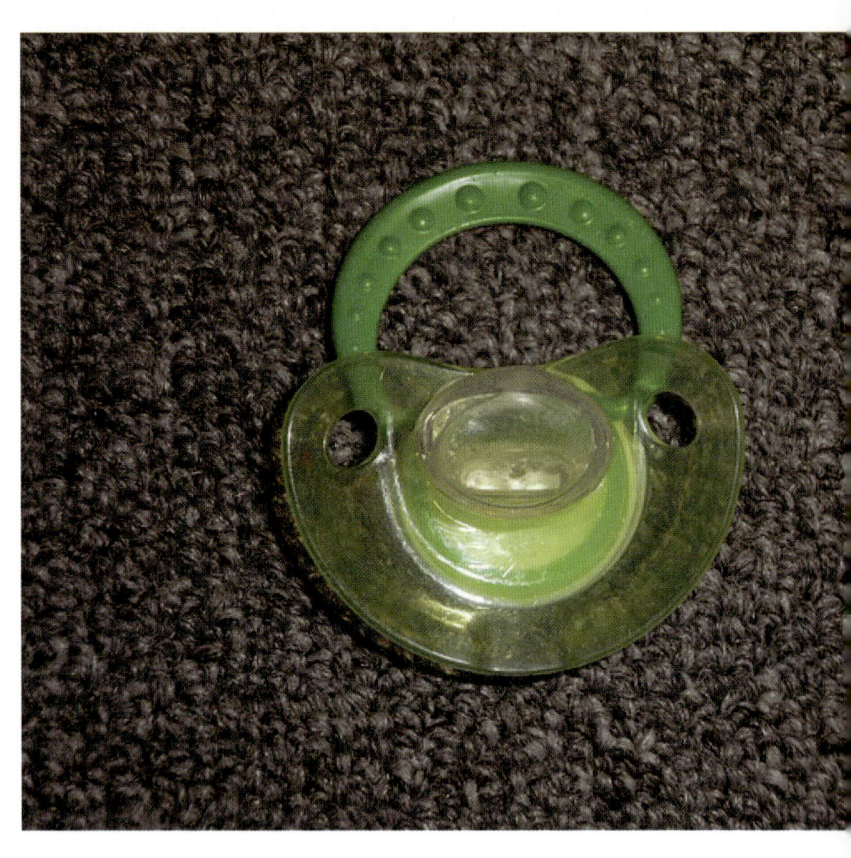

이게 뭐냐고? 하하핫, 공갈젖꼭지다.
일반적인 나무숲 사진은 너무 식상하지 않은가.
갓난아기가 울 때 젖꼭지를 물려주면 그것을 입에 물고
평온하게 잠이 든다는 건 누구나가 다 아는 사실이다.
그것이 휴식이고 평온이다.
나는 지친 당신에게 평온한 웃음과 즐거움을 주고 싶다.
원초적인 편안함을 주는 것은 사실 자연이 아니다.
자연의 일부인 당신 안에 평온함이 잠들어 있으며,
다만 당신의 마음이 그것을 모르고 있을 뿐이다.
사진 속의 초록 젖꼭지를 물고 갓난아이처럼
편안하게 잠들어보자.

슬픔(블랙/그레이/화이트)

슬픔의 컬러는 흑백이다. 희로애락(喜怒哀樂)의 哀는 옷(衣) 속에 얼굴을 파묻고 있는 것으로, 애(哀)는 슬픔을 의미한다. 한자를 잘 보면 소리(口)내어 우는 모습이다. 우리는 슬프거나 서러울 때 쪼그리고 앉아 팔로 얼굴을 감싸고 울거나, 이불을 뒤집어쓰고 울 때가 많다. 누군가와의 이별, 아픔, 상처, 서글픔 등 이런저런 감정을 나타낸 것이 슬픔이다.

당신은 슬플 때 가슴이 답답하고 당신 자신도 모르게 눈시울이 젖거나 눈물이 주르륵 흘러내리는 것을 경험했을 것이다. 슬픔이 복받쳐 오르면 눈물을 손수건이나 티슈로 닦아내는 것이 아니라, 당신도 모르게 팔로 얼굴을 감싸고 어깨를 들썩이며 흐느껴 울게 된다.

우리는 보통 슬픔이 극에 달하면 눈앞이 캄캄해진다거나 하얗게 된다는 표현을 즐겨 쓰는데, 이는 슬픔의 컬러가 블랙과 화이트이기 때문이다.

    당신은 소리내어 울어본 적이 있는가? 울고 싶을 때는 참지 말고 펑펑 울어라. 울음에는 사람을 치유하는 힘이 있다. 다 울고 나면 하얗게 빛나는 하늘 위의 눈부신 태양을 바라보며 눈물을 말려라. 새로운 컬러가 당신을 반겨줄 것이다.

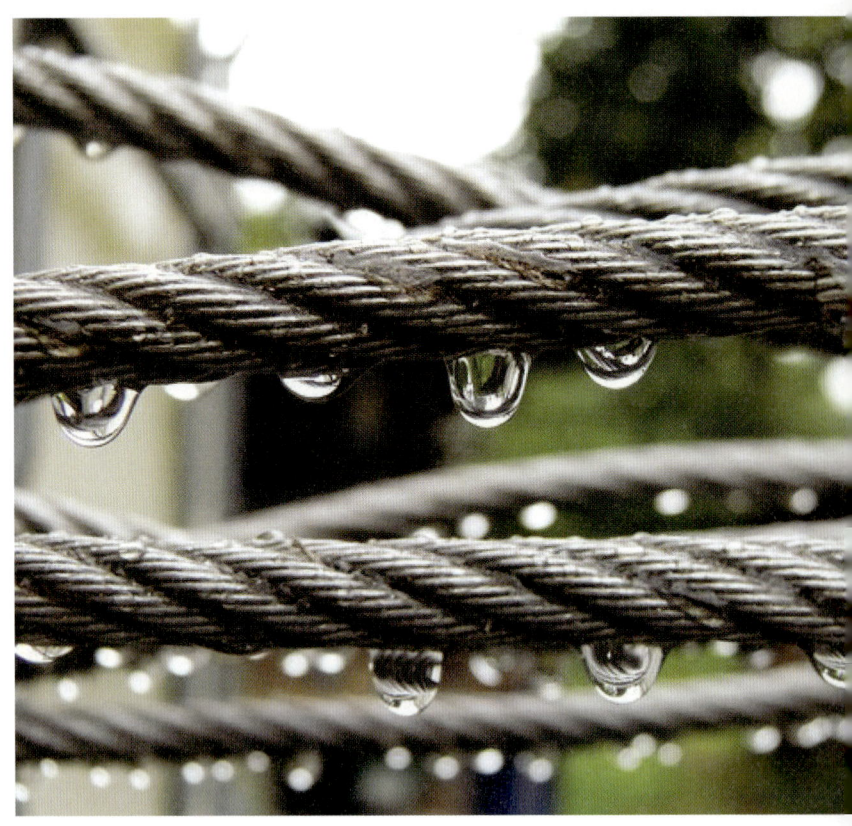

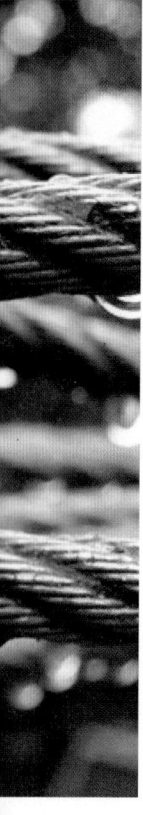

당신을 슬프게 하는 것은 무엇인가?
그것이 환경이든, 사람이든, 사랑이든, 동물이든, 물건이든,
감정이든, 당신의 마음과 이어진 끈이 끊어지는 순간
당신에게 슬픔이 밀려온다.
마음이 그 끈을 놓지 않고 다시 예전과 같을 수 없을 때
당신은 고개를 떨구고 눈물을 훔쳐낼 것이다.
하지만, 삶은 그것이 전부가 아니다.
이제부터 당신 스스로 더욱 튼튼한 마음의 끈을 만들어
당신의 삶에 이어라. 튼튼한 끈은 결코 쉽게 끊어지지 않는다.
슬픔은 잠시 마음에 접어두고 또 다른 희망과
더 나은 내일을 위해 꿈을 꾸어라.
지금 당신은 살아서 숨 쉬고 있지 않은가.

즐거움(오렌지)

즐거움의 컬러는 주황색으로, 오렌지 컬러다.

주황색이라고 하면 잠시 여러 가지 색깔이 겹쳐 딱히 어떤 한 가지 색을 떠올리기 힘들지만 오렌지 컬러라고 하면 아! 하고 바로 인지한다. 이는 컬러도 경험에 의해 형성되기 때문인데, 당신의 뇌는 살아오면서 켜켜이 쌓아둔 지식창고를 찾아 헤맬 때 지식 정보인 주황색의 분류표보다는 과일 오렌지가 주는 색감을 더 빨리 찾아낸다.

당신은 피곤할 때 무엇을 가장 먼저 찾는가? 바로 약국에서 판매하는 비타민제일 것이다. 비타민제가 바로 오렌지 컬러다. 오렌지 컬러는 당신에게 활력을 주는 컬러다.

오렌지하면 비타민이 떠오르고, 비타민은 당신의 피로를 풀어주며, 비타민하면 왠지 모를 즐거움이 당신 안에서 꿈틀대는 것을 느낄 것이다. 오렌지 컬러를 좋아하는 사람들은 그래서 언제나 활력이 넘친다. 그들의 삶은 마냥 즐겁다.

우리는 보통 즐거움을 내가 만들어내는 것이 아니라, 타인이나 주변의 상황이 즐거움을 만들어낸다고 생각한다. 하지만 진정한 즐거움은 나 자신이 만들어가는 것이다. 이왕이면 즐겁게 사는 것이 좋지 않은가?

상담을 원하는 이들에게 내가 항상 하는 질문이 있다.

"왜 사세요?"

죽지 못해 산다. 먹기 위해 산다. 누구나 다 살아가니까 나도 그냥 살뿐이다. 이런 대답이 대부분이다. 그만큼 당신은 이 사회가 당신의 숨통을 조이고 있다고 생각하고 있다.

나는 사는 것이 즐겁다.

수만 가지의 희로애락을 맛보게 하는 이 세상은 얼마나 다양한 컬러를 지니고 있고, 무지갯빛 찬란한 자연은 얼마나 컬러풀한가. 그래서 나는 이 세상에서 사는 것이 즐겁다. 나 역시도 삶에 우여곡절이 많았고 수많은 고비가 있었지만, 그 역시도 생생하게 살아있는 내가 있기 때문에 경험할 수 있었던 것이니 소중하게 받아들여야 할 즐거움이 아닌가.

고비를 넘어가면 전혀 다른 세상이 펼쳐질 것임을 기대하는 마음으로 살아있음에 감사하며 즐거움을 가져보자.

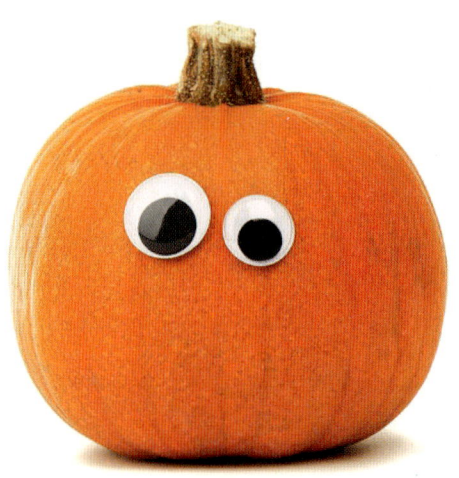

삶에 지쳐 있는가?
이 아무 생각 없어 보이는 오렌지 빛깔을 한 호박 녀석에게
화를 내고 싶은가? 피식하고 웃음이 날 것이다.
발상의 전환은 삶의 질을 바꾼다.
울퉁불퉁 못생긴 호박덩어리에게 짝눈을 붙여놓으니
너무나 귀엽고 재밌지 않은가?
울퉁불퉁 호박 같은 삶이라 불평 말고
즐거울 수 있는 꺼리를 찾길 바란다.
그 순간 당신의 삶은 즐거움으로 가득찰 것이다.
이제 웃자. 더 많은 즐거움들이 당신을 기다리고 있다.

내 사랑은 어떤 색일까?

인간관계에 성공하려면 감정의 주파수를 느껴라.

사람의 감정 중에 가장 우선으로 손꼽히는 감정이 바로 사랑이다.

사랑은 그 컬러가 다양하며, 우리는 흔히 '사랑'하면 뜨겁고 열렬한 남녀 간의 사랑을 가장 먼저 떠올리지만 남녀 간의 사랑도 시간이 흘러가면 그 컬러가 변한다.

지금 이 글을 읽는 당신에게 사랑하는 이가 있다면 어떤 컬러인지 떠올려 보길 바란다. 그리고 사랑하는 이에게도 한번 물어보길 바란다. 당신에 대한 사랑의 감정이 어떤 컬러인지.

남성들은 대부분 좋으면 그냥 좋은 것 아니냐고 하지만, 여성들은 뭔가 확인하고 싶어 하며 대충 만나는 것을 싫어한다.

동물의 세계를 들여다보면 남성과 여성의 심리가 왜 그렇게 다른지 알 수 있다.

수컷은 암컷에게 잘 보이기 위해 먹잇감을 사냥해서 주거나, 수컷끼리 암컷을 차지하겠다고 서로 싸운다. 하지만 지혜로운 암컷은 그것을 가만히 지켜본다. 왜일까? 암컷은 잉태를 해야 하기 때문이다. 암컷은 자신과 새끼를 잘 지켜줄 수 있는, 건강하고 책임감이 강하며, 든든한 보호막이 되어줄 수컷을 원하기 때문이다.

남자와 여자의 심리도 이와 크게 다르지 않다.

그렇다면 사랑이라는 감정 컬러에 대해 알아보자.

당신이 사랑의 컬러를 충분히 활용할 수 있다면 당신의 삶은 훨씬 풍성해질 것이다. 그것이 굳이 남녀 간의 사랑이 아니라 하더라도 말이다. 물론 남녀 간의 사랑에 의한 감정 컬러가 가장 다양하다.

남녀 간의 사랑으로 표현되는 감정 컬러는 첫 느낌, 서로 알아가는 과정의 사랑, 지루한 사랑, 지쳐버린 사랑 등으로 나타낼 수 있고, 남녀 관계가 아닌 또 다른 사랑으로는 부모와 자식 간의 사랑, 사제 간의 사랑, 직장에 대한 사랑, 일에 대한 사랑, 돈에 대한 사랑, 취미에 대한 사랑 등 그 종류가 다양하다.

현실적인 사회에서 맹목적인 사랑만을 기대할 순 없겠지만, 적어도 당신만은 사랑의 감정을 품은 사람을 너무 많은 생각들로 재지 않길 바란다.

당신이 상대를 어떤 잣대로 재는 순간 상대 또한 당신의 마음을 눈치 챈다. 그것은 굳이 당신이 표현하지 않더라도 사람의 감정, 느낌이라는 것이 오묘한 행동유도성(affordance)을 가지고 있기 때문이다.

심리학적인 어려운 용어를 피해 나는 눈에 보이지 않는 감정이나 느낌을 주파수라고 표현할 것이다.

다시 말하지만, 사람의 감정이나 느낌은 우리 눈에 보이는 것이 아니지만 그 감정으로 인한 주파수나 에너지는 계속적으로 흐른다. 그것이 상대방으로 하여금 행동유도성을 갖게 하는 것인데, 한번 생각해보자.

모임에 나갔는데 나도 모르게 그냥 싫은 사람, 그냥 좋은 사람이 있다. 그런데 그것은 그 상대가 당신에 대해 그렇게 생각하고 있는 것이다. 물론 당신은 말도 하지 않고 눈도 마주치지 않았지만, 좋아하는 누군가가 있다면, 그리고 그냥 싫은 누군가가 있다면 상대도 당신의 그런 생각과 감정들을 느낀다. 그러니 당신만의 잣대로 상대를 평가하고 재지 않길 바란다. 당신이 순수한 마음으로 상대를 바라본다면 상대 또한 당신에게 호의적이 될 것이다.

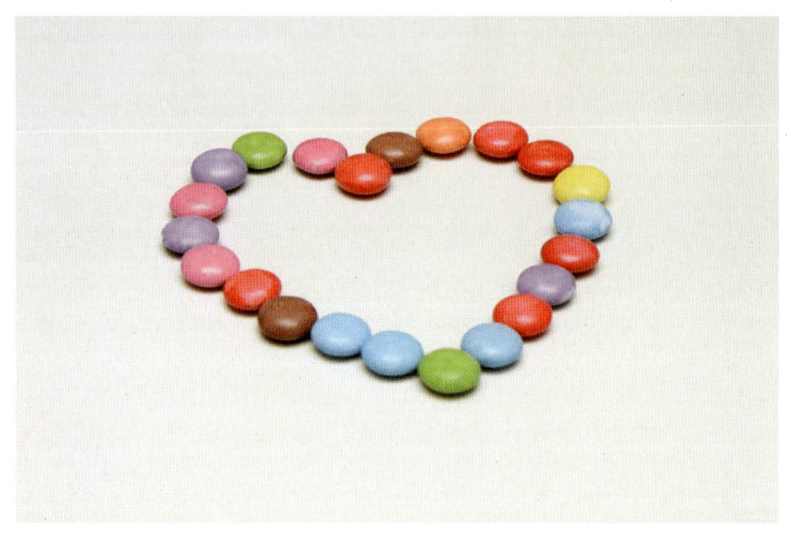

사람의 마음은 여러 빛깔이 섞여 있다.
당신이 상대를 어떤 마음의 빛깔로 대하느냐에 따라
그 마음의 컬러가 고스란히 그 상대에게
사랑의 주파수로 맞춰질 것이다.
어떤 컬러의 주파수를 맞추느냐는 중요하지 않다.
당신에게 순수함이 있다면
사랑의 주파수가 어떤 컬러이든 두려울 것이 없다.

자 이제 집중하고, 당신이 사랑하는 누군가를, 또는 무언가를 떠올려보자.

부모님, 자식, 직장상사, 동료, 친구, 애인, 취미, 일, 삶, 애완동물, 옷, 가방, 액세서리, 신발, 돈, 음악, 공연 등 무엇이든 좋다. 사랑이라는 그 감정에만 몰입해서 떠올려보자.

어떤 컬러가 떠오르는가?

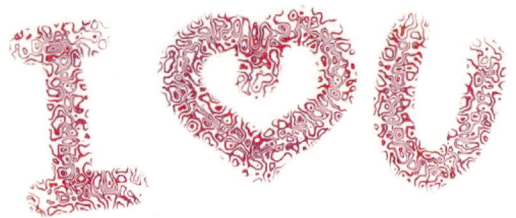

나의 _____ 에 대한 사랑은 _____ 컬러다.

레드, 오렌지, 옐로우, 그린, 블루, 로얄블루, 바이올렛, 핑크, 스카이블루, 브라운, 화이트, 그레이, 블랙 중에 어떤 컬러가 떠올랐는가?

컬러는 다양하기 때문에 두세 가지 정도를 적어도 좋은데, 그것은 사람에게 다중적인 인격이 있기 때문이다. 그리고 그 컬러들의 의미를 조합해서 당신의 감정과 맞는지 확인해보길 바란다.

컬러로 풀어 본 당신의 사랑은 다음과 같다.

● 레드

첫 만남에서부터 불꽃처럼 피어오르는 열정적인 사랑

그 사랑의 온도가 뜨겁다. 난로를 떠올리자. 따뜻함이 좋아 난로 옆에서 온기를 쬐다보면 이내 뜨거워짐을 느낀다. 따뜻하다 못해 너무 뜨거워서 급기야 불이 나기도 한다. 뭐든 적당한 것이 좋다. 적당히 따뜻함을 느낄 수 있도록 하자. 그렇지 않으면 당신은 레드의 또 다른 성향이 나타나 현재의 상대에게 화가 날 수도 있다.

🟠 오렌지

서로 알아가는 과정이 즐겁고 무엇이든 함께하려는 경쾌한 느낌의 사랑

유쾌하고 알콩달콩한 사랑의 느낌을 생각하면 된다. 먹는 오렌지와 같은 느낌의 사랑이다. 과육의 달콤함도 좋지만, 사실 알짜배기는 오렌지의 겉껍질에 있다. 껍질에 영양분이 많듯 오렌지 컬러가 연상되는 사랑은 속도 겉도 예쁘고 알차다.

● **옐로우**

서로 모든 것을 다 내려놓고 순수함으로 만난 설레고 즐거운 사랑

노란색 컬러가 연상된다면 이 사랑은 매우 희망적이다. 우울한 것을 싫어하고 항상 곁에 없어도 있는 듯 서로 잘 교감한다. 그다지 싸울 일도 없고, 싸워도 금방 화해하며 잘 잊는다. 하지만, 이 둘 사이의 신뢰가 깨지면 그것으로 끝이다. 순수한 마음이 짓밟혔다는 자존심이 애증과 집착으로 갈 수 있다. 자존심을 조금만 내려놓자.

● **그린**

서로가 편안함을 느끼는 즐겁고 휴식 같은 사랑

공원 벤치에 앉아 어깨에 기대어 쉴 수 있을 만큼의 여유, 여행지에 도착해서 서로 각자 여행을 하고 어느 곳에서 다시 만나 서로의 이야기를 들어주고 또 이야기할 수 있는 믿음을 가진 탄탄한 사랑이다. 자유로운 영혼으로 그저 바라만 봐도 좋다. 하지만 상대가 진지하게 이야기를 하는 중에 가끔 다른 생각을 하기도 한다. 다소 진한 청록색은 혼자만의 사랑으로 끝날 수 있다는 것에 유의하자.

● 블루

감정이 우선하지 않고 상대에 대한 조건이 우선인 이성적인 사랑

흔히들 '잰다, 간본다, 밀당을 한다'는 말을 많이 한다.

이 컬러가 떠올려지는 사랑이라면, 상대방의 그런 조건적인 것에 대한 불만으로 스트레스를 받고 있는지 한번 생각해보길 바란다.

물론 어떠한 조건적인 것이 아니더라도 당신은 당신 스스로 상대방에 대한 기대감이 커서 다소 스트레스를 자초하고 있다. 좀더 달착지근하게 사랑할 순 없을까?

당신 스스로 상대의 좋은 점만 바라보고 좋아할 수 있도록 노력하자.

● **로얄블루 - 남색**

다소 권위적이어서 이기적으로 보일 수 있지만 오히려 상대에 대해 깊은 생각을 하는 사랑

로얄블루를 떠올리는 상대가 남성이라면 그다지 문제가 될 것이 없다. 남자가 상남자일 테니까. 하지만, 상대가 여성이라면 조금 이야기는 달라진다.

남색의 성향이 있는 여성이라면 대화도 잘되고 좋지만, 다소 남성에 대해 무시하는 경향이 있어서 일적으로는 좋으나 연인이 된다면 남성이 떠받들어줘야 한다. 로얄블루를 떠올리는 사랑은 상대방에 대한 생각이 너무 깊어서 자기 자신을 잃어버리는 경우가 많은데, 좀 더 자신 있고 당당하게 서로에게 표현하면 좋다.

🟣 바이올렛 – 보라색

정열과 냉철함의 오묘한 결합으로 진정한 하나가 되는 신비로운 사랑

상대방에 대해 보라색을 떠올렸다면 그 사랑은 당신에게 정신적인 안정과 치유를 주는 사랑이다. 굳이 말하지 않고 눈빛만으로도 서로 교감할 수 있지만, 지나치게 감정에 몰입해서 자칫 예민해지기 쉽다. 서로에게 집중하는 것도 좋지만, 당신의 지나친 자신감은 오만이 될 수도 있으니 좀 더 유연한 생각과 따뜻한 마음을 갖는 것이 좋다.

● **핑크**

열정적인 사랑이 시간이 지나 배려로 이어졌을 때의 사랑

레드의 강한 에너지와 화이트의 종합적인 에너지 결합으로 이뤄진 사랑이니만큼 포근하고 포용력도 넓다. 어머니의 품과 같은 사랑이 핑크이며, 소녀와 같은 수줍음과 섬세한 감성이 있다. 화이트에 가까운 연한 핑크일수록 이유 없이 다 주고픈 맹목적인 사랑이다. 단지, 상대에 대한 관심이 너무 디테일해서 잔소리가 심한 것으로 오해 받기도 하는데, 상대의 섬세한 마음을 이해할 수 있다면 잔소리가 아닌 사랑의 관심이라 생각하고 감사하게 된다.

🔵 스카이블루 – 하늘색

순수한 영혼과 이성적인 영혼의 만남이 빚어낸 깔끔하고 이상적인 물한 사랑

하늘색이 연상되었다면, 오염되지 않은 깊은 산속에서 깨끗한 계곡물이 졸졸 흐르는 것을 상상하거나 하늘을 날 것 같은 감정 상태를 떠올려도 좋다. 하늘색이 연상되는 커플은 서로를 가볍게 여기는 경향이 있긴 하지만, 그것이 문제가 되진 않는다.

하늘색 커플은 언제나 즐거운 대화를 즐기는데, 한두 번의 말실수를 자꾸만 트집 잡는다면 말싸움이 커져서 걷잡을 수 없게 된다는 것을 기억하자.

🔴 브라운

서로에 대한 신뢰는 기본! 장기적이고 안정적인 튼튼한 사랑

다소 실용적이고 책임감이 강한 느낌을 떠올리면 좋다. 드넓은 대지에 씨앗을 뿌리면 비온 뒤에 더욱 단단해지듯이, 브라운의 사랑은 무엇이든 다 받아들이고 이해하며 감싸주지만, 다소 보수적이고 고리타분한 성향 때문에 서로 답답해할 수 있다. 좀 더 마음의 문을 열고 먼저 다가가자.

탄탄한 사랑도 좋지만, 좀 더 사교적인 시간을 갖는 것이 필요하며, 브라운 컬러의 초콜릿처럼 서로에게 충분히 달콤함을 줄 수 있다는 것을 명심하자.

화이트

사랑이 깊어질수록 서로를 희생하는 완벽한 사랑

모든 무지개 컬러를 혼합한 것이 화이트다. 우리 눈에 보이지는 않지만, 그 빛의 힘은 종합적인 컬러의 완결판으로 다양한 에너지가 있다. 뭐든 다 이뤄내는 것이 화이트의 사랑이고, 틈을 주지 않아서 조금 피로감을 주기는 하지만 티끌하나 없는 사랑을 이뤄낼 수 있다. 있는 그대로 받아들이는 것이 진정한 사랑이고, 필요에 따라 가끔은 지우개가 필요하지만 지우지 않고도 순결한 사랑을 유지할 수 있다면 문제 될 게 없다.

● 그레이

사랑인지 뭔지 도무지 감을 잡을 수 없는 우유부단한 사랑

어떤 사람에 대한 감정이, 또는 무언가 당신이 좋아하고 있는 일, 취미 등에 대한 감정 컬러가 회색이라면 조금 문제가 있다. 삶의 주인공은 당신인데, 당신 스스로가 갈피를 못 잡고 있다. 이게 사랑인지 아닌지, 이도저도 아닌 상태에서 당신 스스로도 사랑에 대한 감정에 답을 내리지 못하고 있다. 주변이 아닌 당신 자신만 생각하길 바란다.

● **블랙**

혼자만의 짝사랑이거나 남들이 보기엔 완벽해 보여도 거짓되고 이기적인 사랑

검정색으로 나타나는 사랑은 자신만의 틀에 사로잡혀 타인과 교류를 하지 않는 것과 같은 사랑이다. 교류를 하는 듯 보이지만 타인에 대한 배려나 이해가 없고, 자신의 주장만 내세운다. 검정 컬러를 지니고 사랑을 하는 사람은 표현에 인색하며, 표현한다고 해도 그것은 타인에게 보여주기 위한 쇼에 불과하며 진정성이 없다. 이러한 사랑은 과거 사랑에 대한 상처가 타인으로 인해 깊어져서 자신도 모르게 똑같은 방식으로 자신의 사랑을 만들어가고 있는 것이다. 착각하지 않길 바란다. 그것은 결코 사랑이 아니다. 내가 너무나도 당신을 사랑하기 때문에 그렇게 한 것이라고 합리화 하지 말라. 블랙의 사랑은 핑계가 많다.

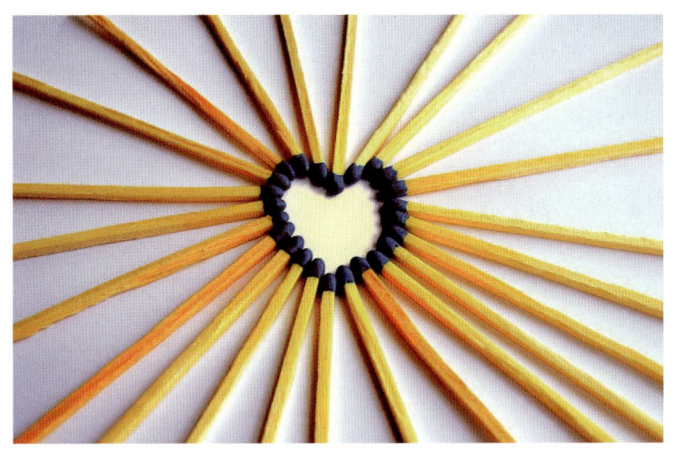

상대에 대한 내 마음의 컬러가 바뀌면 나에 대한 상대방의 마음 컬러도 바뀐다.

무언가 얻기를 바라지 말고 그냥 무작정 주기를 바란다. 얻고자 하지 않아도 더 많은 것을 얻을 수 있다. 무언가 얻기만을 바라는 당신의 마음이 당신의 시야를 좁힌다. 좀 더 넓게 열린 눈으로 세상을 바라보라. 어떠한 바람도 없이 세상을 볼 때 세상이 주는 것만으로도 당신은 훨씬 부유해진다.

Chapter 2.

컬러로 즐기는 세상

컬러이야기

사람도 하나의 빛이다

앞서 말했듯이 사람의 몸 안에는 빛의 모든 컬러 에너지가 들어있다.

"사람은 죽으면 그 영혼이 하늘의 별이 된다"는 이야기를 많이 들어봤을 것이다.

정말 죽어서 하늘의 별이 되는지는 확인할 방법이 없지만 그래도 난 믿는다. 컬러를 말하다가 별 이야기를 하는 이유가 있다.

우리는 '별'이라고 하면 뾰족한 오각형의 노란별을 떠올리며, 그림을 그릴 때도 노랗고 뾰족한 오각형의 별을 그린다.

그런데 하늘에서 반짝이는 별들을 보면 어떤가. 보석이 빛나듯 반짝반짝 하얗고 둥글게 빛난다.

도심은 오염도가 높아서인지 별이 드문드문 보이지만, 주말에 공기 좋은 산골로 캠핑을 가서 하늘을 바라보고 있으면 마치 별이 쏟아져 내릴 것처럼 많다.

  그렇다면 왜 우리는 어릴 적에 도화지에 별을 그려 넣으라고 하면, 하얗거나 노란 뾰족 별을 그려 넣었을까? 그것은 우리의 뇌가 그렇게 인식하고 있기 때문이다.

  모든 빛의 컬러를 혼합한 것이 흰색인 것은 당신도 이미 알고 있다. 나는 이미 당신이 알고 있는 것에 대한 무의식 속 지각을 일깨워주고 싶다.

  컬러에 대해 반복해서 이야기하는 것은 그 어느 누구에게나 자신의 컬러가 있기 때문인데, 그 컬러는 현실에서 어떠한 이슈로 비춰지는 컬러일 뿐이란 사실을 알아야 한다.

  하늘의 별이 제각각의 컬러를 가지고 있다면 알록달록 컬러풀한 밤하늘을 볼 수 있겠지만, 우리 눈에 보이는 밤하늘의 별은 모두가 흰색이다. 모든 빛의 스펙트럼(무지갯빛-빨주노초파남보)을 믹스하면 흰색이 되고, 흰색은 그 어떤 컬러도 그 빛 그대로 발색시킨다.

우리는 모두 투명한 빛의 영혼을 가지고 있다. 사람으로 태어났기 때문에 복잡한 현실 속에서 매일매일 다른 빛깔로 살아가고 있지만 착각하지 않길 바란다.

눈으로 보고, 뇌로 인식하고, 학습을 통해 무의식 속에 내재되어 있는 지식으로 모든 사물을 대하면 안 된다.

우리가 세상의 모든 빛깔을 잘 이해하고 활용한다면 노란 뾰족별이 아닌, 둥글둥글 다이아몬드보다 더 밝게 빛나는 명품별이 될 수 있다는 놀라운 사실을 알려주고 싶다. 우리는 완벽한 존재임에도 불구하고 자기 합리화와 게으름 때문에 진정한 삶을 영위하지 못하고 있다.

세상에는 수많은 사람들이 살고 있다. 피부색도, 얼굴 생김새도, 성격도, 직업도, 국적도, 주변 환경 자체가 모두 다 다르지만 당신은 알고 있다. 상대가 나에게 어떠한 감정을 가지고 있는지.

왠지 주는 것 없이 미운사람이 있다고 치자. 그가 당신 앞에 있다. 이 때 알아야 할 사실은 그 상대방은 당신이 막연히 자신을 미워한다는 걸 이미 알고 있다는 거다. 사람의 감정이 어떤 컬러를 띠게 되면 눈에 보이지는 않지만 그 컬러의 에너지가 그대로 상대방에게 전달된다. 사람에겐 누구나 티 없는 하얀 spirit이 존재하므로 당신의 감정 컬러를 상대가 무의식 중에 느끼는 것이다. 사람과 사람은 연결되어 있다. 이 세상 모두가 서로 연결되어 있다.

하루의 일과든, 생명체가 태어나서 자라고 소멸하는 것이든, 우리 입에 들어오는 음식이든, 모든 것이 빛의 원리와 이치에 맞아 떨어진다.

그때그때 일어나는 일들에 대해 어떠한 감정으로 어떻게 받아들일지 당신 스스로 마음만 먹으면 된다. 다이아몬드조차도 그 빛깔에 따라 가격이 다르다.

푸른색에 가까운 흰빛을 띠는 다이아몬드가 최상의 다이아몬드라고 하는데, 당신이 어떤 마음을 갖느냐에 따라 당신 삶의 하얀 도화지에 그려질 그림도 바뀔 것이다.
 당신 안의 또 다른 당신이 별이 되어 당신을 바라보고 있다고 생각하며 살아가보자. 밤에만 생각나는 별이 아닌, 태양빛에 가려져 있는 당신의 별을 떠올리며 매일을 살아간다면 분명히 당신의 삶은 무지갯빛으로 피어날 것이다.

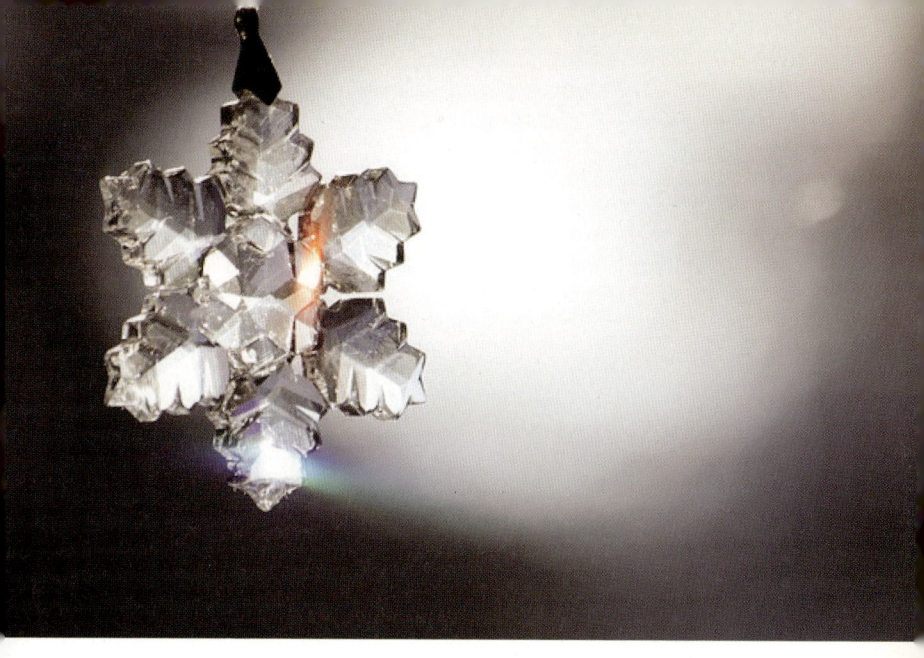

수많은 나라가 지구에 모여 있다.
나라 수와는 비교도 안될 만큼 많은 이들이
지구별에서 함께 살아가고 있다.
당신 안에 있는 또 다른 당신이라는 별이
지구를 밝히고 있다고 상상해보자.
숨 막히게 살아야 할 이유가 있을까?
지구 자체도 당신과 같은 하나의 별일뿐이란 걸
깨닫기 바란다.

컬러를 알면 건강이 보인다

우리는 아침이면 자연의 빛을 받으며 일어나고, 물이나 음식을 먹고, 무엇을 입고 나갈지 옷을 골라 입고, 화장을 하고, 향수도 뿌리고, 출근길이든 산책길이든 무언가를 하기 위해 집밖으로 나간다.

거리에서 마주치는 사람들을 보면 알록달록 자신만의 컬러를 입고, 들고, 신고 있다. 당사자들은 자신이 좋아하는 컬러를 선택했다고 여길 것이다. 옷과 액세서리뿐만 아니라 집안 인테리어까지도…. 과연 좋아서일까?

우리의 몸은 작은 우주다. 몸의 에너지 중심점에는 **빨강, 주황, 노랑, 초록, 파랑, 남색, 보라**의 무지갯빛 에너지 기둥이 위치해 있으며, 그 기둥을 중심으로 에너지가 우리의 몸을 순환한다.

한의학에서는 사람의 오장육부에 맛, 색깔, 성격, 계절 등 이미 자연에서 필요로 하는 모든 것이 담겨 있다고 본다. 우리가 옷을 입거나 음식을 먹을 때도 현재 우리 자신의 건강 상태에 따라 그것의 컬러를 선택하는 것이 좋다. 결국 자신이 좋아하는 컬러가 몸이 필요로 하는 컬러이기 때문이다.

남자는 여자를 좋아하고, 여자는 남자를 좋아하는 것처럼, 추운 겨울이면 희망의 새싹이 움트는 봄이 빨리 오기를 원하는 것처럼, 사람은 자신에게 부족한 성분을 찾기 마련이다.

컬러는 우리가 육안으로 볼 수 있는 유일한 에너지로, 우리의 건강과 밀접한 관계에 있다. 눈과 피부를 통해서 흡수된 컬러도 중요하지만, 우리가 가슴으로 느끼는 컬러는 더욱 중요하다. 모든 컬러는 우리의 면역체계와 자율신경, 정신건강에 유익하며, 자신에게 맞는 컬러를 찾는 것이야말로 건강으로 가는 지름길일 것이다.

요즘 흔히들 "멘붕"이라는 말을 많이 쓴다.

무언가 정신이 혼미해질 만한 사건이나 일에 직면했을 때,

어이없고 황당할 때, 쓰러질 것처럼 머리가 아득해질 때 우리는 멘붕(멘탈 붕괴)이라고 한다.

그렇다면 과연 정신만 혼미해지는 것일까?

우리는 보통 몸이 건강하면 정신도 건강해진다는 말을 하지만, 사실은 정신이 건강해야 몸도 건강해진다는 말이 맞다. 멘붕이 심하면 바로 몸붕도 올테니 말이다. 정신 줄을 놓아버리면 바로 쓰러져 눕게 되어 있다.

우리는 살아있다는 것을 심장이 뛰고 있다라고 표현하며, 한의학에서는 심장이 좋지 않은 사람은 정신건강에 문제가 있을 수 있다는 말을 한다. 우리가 바르고 건강한 생각을 해야 심장도 살아있음에 감사하며 쿵쾅거리며 뛸 것이다.

이제 컬러가 우리 인체에 미치는 영향에 대해 알아보자.

컬러만 잘 알아도 삶의 질을 높일 수 있으며, 몸과 마음, 영혼까지도 건강하고 행복해질 수 있다.

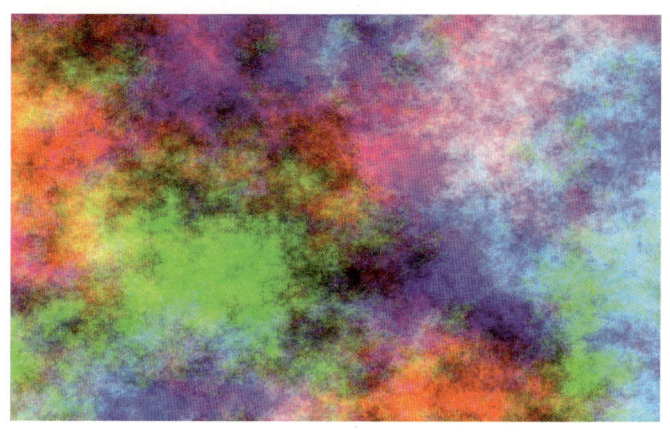

우리의 몸은 하나의 에너지원이다. 당신의 몸과 마음에 컬러에너지가 있다는 것을 느껴보라. 눈에 보이지 않는다고 해서 컬러파워를 무시하고 살아간다면 당신의 삶도 컬러풀해질 수 없다. 당신 안에 잠들어 있는 컬러를 깨워라. 좀 더 자연의 소리에 귀기울이고, 당신 내면의 컬러에 눈떠야 한다.

색종이 한 장에도 에너지는 있으며, 눈이 보이지 않는 이들도 컬러가 주는 에너지만으로 그 색감을 느낀다. 당신의 몸에는 무려 60조 개가 넘는 세포들이 살아 숨 쉬고 있다. 그 세포들이 가지고 있는 컬러에너지를 느끼고 표현해보자.

세상이 크고 넓다고 위축되지 말자. 당신의 몸은 우주와 같으며, 이 세상에 하나밖에 없는 존재이다. 당신 자신을 소중하게 여기며 평온하고 아름답게 살아가라.

당신은 무한한 에너지를 가지고 있다.

세상을 살아가면서 내 마음대로 할 수 있는 것이 있다면 그것은 바로 나 자신이다. 하지만 우리는 모든 일이 마음대로 되지 않는다고 한시도 불평을 쉬지 않는다. 그렇다면 다시 한 번 곰곰이 되짚어보자. 당신은 애당초 자신이 하고자 하는 일에 대한 마음을 제대로 갖지 않은 건 아닌가?

이제 가장 쉬우면서도 가장 어려운 당신 자신의 에너지에 대해 알아보는 시간을 가져보자.

우리 몸에는 모두 일곱 개의 에너지 중심점이 있다. 그 일곱 가지의 에너지 중심점마다 그에 맞는 컬러가 있으며, 그 컬러는 무지개의 빛깔인 빨강-주황-노랑-초록-파랑-남색-보라다. 각 컬러별로 에너지 중심점의 위치를 알면 당신의 건강도 살필 수 있다. 무조건 아프다고 병원과 약을 고집하지는 말자.

물론 병원에 가서 전문의에게 진료를 받고 주사나 약을 처방받아도 좋지만, 심각한 질병이 아니라면 당신의 몸 상태에 따라 통증이 있는 부위에 맞는 컬러를 찾아보길 바란다. 당신의 몸에 존재하고 있는 에너지의 컬러를 아는 것만으로도 당신은 건강해질 수 있다.

　진화론이 맞는지, 창조론이 맞는지는 알 수 없지만, 인간의 몸 속 장기와 그 에너지 중심점이 나타내는 컬러의 조화는 신의 존재만큼이나 신비한 것이다.

　우리가 무지개를 바라보며 행운을 떠올리는 것처럼 무지갯빛 에너지를 지니고 있는 당신의 몸을 완벽하다고 생각하길 바라며, 당신 스스로가 그 에너지를 활용할 수 있기를 바란다.

　에너지 중심점은 물질적으로 체내에 존재하는 것이 아닌, 실제로 우리 몸을 둘러싼 에너지에 의해 형성된 신체상의 기관으로 육안으로 볼 수는 없지만, 오랫동안 수련을 쌓은 사람에게는 보인다고 한다.

고대 인도인들은 인간의 몸을 신체적, 정신적, 심리적 에너지가 물질화되어 나타난 에테르로 생각했다. 다시 말하면 컬러 에너지가 우리의 신체에 영향을 미치며, 우리의 신체적, 정신적, 심리적 에너지가 외부 에너지에 반응한다고 생각한 것이다.

에너지 중심점을 외부로부터 에너지를 받아들이고, 감각, 감정, 사고 등의 심리적 영향을 미치는, 에너지가 드나드는 중심이라고 보면 좀 더 이해하기 쉽다.

인간의 능력은 뛰어나다. 전자기장의 매체로 가상된 매질에 대해 아인슈타인은 상대성 이론으로 그 실재를 증명했다. 눈에 보이는 것만이 전부가 아닌 것을 이론화할 수 있다니, 인간의 능력은 놀랍고 그 가능성은 끝없이 펼쳐져 있다. 마치 아이를 바라보고 있는 것만 같은 아인슈타인의 모습에서 당신은 무엇을 느끼는가. 어린아이는 아인슈타인의 미소를 보면서 무엇을 느끼고 있을까? 사진을 보며 당신이 가지고 있는 상상의 나래를 활짝 펴서 재미난 이야기를 한번 만들어보자.

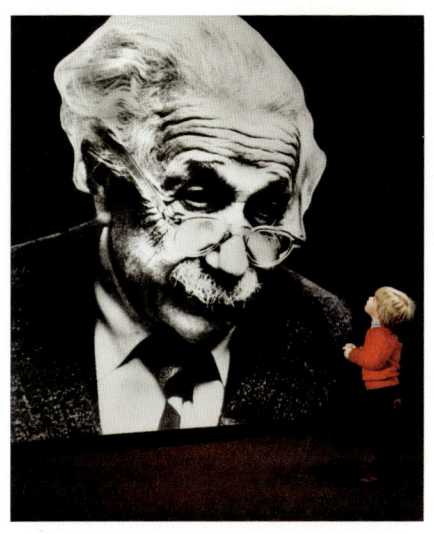

아인슈타인이 아이를 바라보며 이야기한다.
"어른들이 뭐라고 해도 너는 너의 꿈을 저버려선 안 된다.
넌 무한한 가능성을 가지고 있어. 넌 할 수 있단다."
아이가 대답한다.
"네 저도 할아버지처럼 훌륭한 과학자가 될 거예요.
그런데 과학자가 되면 이마 주름이 그렇게 깊어지는 건가요?"

당신은 어떤 스토리를 만들었는지 무척 궁금하다.

사진을 보며 수다를 떨듯 친구들과 사진의 스토리를 만들어 보아도 좋고, 어떤 사진이든 당신만의 이야기로 차곡차곡 사진을 정리해도 좋다. 사진의 컬러를 통해 당신의 몸과 마음이 치유의 에너지를 얻을 것이다.

7개의 컬러에너지 중심점과 건강

첫 번째 컬러, 빨간 에너지 중심점

첫 번째 컬러인 빨간 에너지 중심점은 항문과 생식기 사이에 자리하고 있으며, 이곳은 생명력의 원천으로 붉은 색을 띠고 있다. 이곳은 우리 몸의 온도를 균형 있게 조절해 주는 역할을 하며, 혈액순환과 관계가 있다.

이 붉은 활성 에너지는 땅을 향해 열려 있으며, 우리가 명상을 할 때 몸의 에너지를 온전히 내 것으로 받아들이기 위해 가부좌 자세를 취하는 것도 이와 관련이 있다.

불의 성질은 위로 솟구치는데 비해 우리 몸의 붉은 빛에너지는 아래로 향한다는 것이 무척 고무적이다. 중요한 사실은 첫 번째 에너지의 중심점이 땅을 향해 에너지를 뿜어내고 그 에너지가 다시 순환되어 위로 회전된다는 것이다.

몸의 기력이 떨어지는 나이가 되면 너 나 할 것 없이 빨간색 옷을 좋아하게 되는데, 이것은 나이가 들면 몸의 활력에너지가 떨어지기 때문으로 자신도 모르게 본인이 필요로 하는 에너지를 받기 위해 자꾸만 빨간색 옷을 찾게 되는 것이다.

노부모님에게 빨간색 옷을 한번 사드려 보라. 창피해서 어떻게 입느냐고 말씀하실지 모르지만, 마음속으로는 활짝 웃고 계실 것이다. 빨간 옷을 입고 모임에 나가 자랑하실 부모님을 한번 생각해 보자.

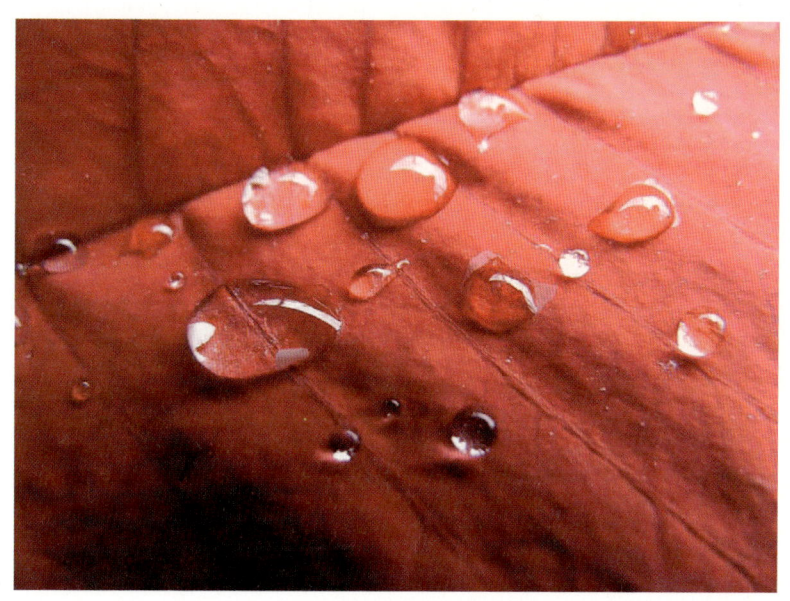

빨간색을 보면 누구나 사랑을 떠올린다.
사랑을 하면 심장이 뛴다.
심장이 뛴다는 것은 아직 당신이 살아 있다는 증거다.
강한 생명력을 주는 원초적인 컬러가 레드다.
우리 몸의 70%는 물이며, 붉은 태양과 자연의 물은
우리에게 많은 것을 제공한다.

두 번째 컬러, 주황에너지 중심점

두 번째 컬러인 주황에너지 중심점은 생식기 위쪽인 배꼽의 아랫부분(단전부위)에 자리 잡고 있으며, 남성과 여성의 성적인 특징을 발현시키고 조절해주는 성적인 에너지들과 최초의 감정이나 창조성을 좌우하는 물(골반대, 생식기관, 신장, 방광, 혈액, 림프, 위액, 정자와 같은 모든 몸의 액체)을 생산하고 정화시켜주는 부위로 주황색을 띠고 있다.

물은 우리 몸의 70%를 차지하고 있으며, 뇌에는 무려 80%의 물이 들어있다. 우리 몸에 가장 필요한 생체에너지가 바로 물이며, 물은 살아가는데 있어 절대적으로 필요한 요소이다. 그렇기 때문에 물은 인간의 사고에도 절대적인 영향력을 미친다.

두 번째 에너지의 색상인 주황색을 선호하는 이들 중엔 디자이너나 창조성을 띤 직업을 가진 이들이 많으며, 불교에서는 주황색을 해탈의 컬러라고 말한다. 주황색은 또한 성적 컬러로 이성간의 관계에서는 두 번째 에너지 중심점의 영향을 가장 크게 받는다. 성적인 결합에서 자아의 한계를 떨쳐버리고 더 큰 정체성을 경험하고자 하는 욕망 또한 이 주황색 영역에 속한다.

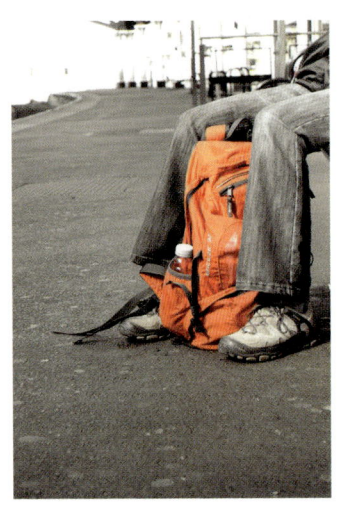

아이디어가 떠오르지 않는다면 만사를 제쳐두고 배낭 하나
둘러메고 떠나라.
당신은 자유롭다. 무엇이 당신의 영혼을 찌들게 하는가.
당신 자신을 찾아 세상 밖으로 여행을 떠나라.
진정한 당신은 틀속에 갇혀있지 않다.

세 번째 컬러, 노란에너지 중심점

세 번째 컬러인 노란에너지 중심점은 복부 중앙에 위치하고 있으며, 마치 태양의 중심부처럼 황금색이다. 그곳에는 비장과 간, 위장이 있는데, 동의보감은 비장을 심장 다음으로 다루고 있으며, 한의학에서는 비장을 소화된 음식물로 기와 혈을 만드는 곳으로 풀이하고 있다. 위장은 외부의 음식물이 들어왔을 때 소화액(위산)을 분비시키고 살균작용을 하며, 펩신을 통한 단백질 분해 작용을 한다. 또한 간에서 분비되는 효소는 지방과 단백질의 균형을 맞춰주는 작용을 한다.

이처럼 우리 몸의 중앙에 위치하고 있는 세 번째 에너지 중심점은 우리의 몸과 외부의 물질의 적극적인 접촉을 하는 부위로, 우리의 감정적인 에너지가 발산되는 몸의 부위이기 때문에 우리는 좋거나 싫은 것을 말할 때 비위가 좋다, 비위가 상한다는 표현을 쓴다. 그래서 세 번째 에너지 중심점은 사람에게 있어 인격의 토대를 나타내는 곳이 된다.

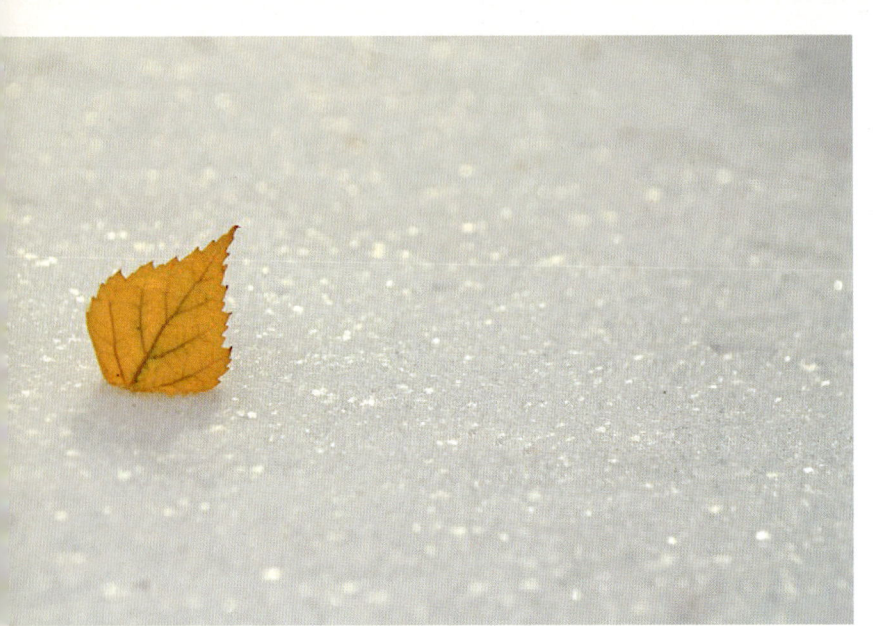

노란색 하면 떠오르는 것이 어린아이들이다.
꼬맹이들은 싫어, 좋아라는 말을 즐겨 쓴다.
순수한 마음을 가지고 있기 때문에 이것저것 재지 않고
좋고 싫은 것을 분명하게 말한다.
성인들 중에서도 노란색 성향을 지닌 사람들은
비위가 강하다. 성격이 좋기 때문에 허허실실 잘 웃는다.
위의 사진을 보면 하얀 눈 위에 노란 꼬마잎이 떨어져 있다.
순수한 아이의 마음 같지 않은가?

네 번째 컬러, 초록에너지 중심점

네 번째 컬러인 초록에너지 중심점은 가슴중앙인 심장 뒤에 존재하는 감정과 소망, 사랑의 근원으로, 우리를 살아 숨 쉬게 하는 공기와 같은 것으로 보통 초록색으로 표현되지만 핑크나 금색도 있다. 그래서일까. 화가 나거나 화병이 있는 사람들은 가슴을 주먹으로 탕탕 치기도 한다. 이는 녹색의 보색인 화(붉은색)의 기운이 심장부위에 맺혀서 이를 풀어주기 위해 무의식적으로 하는 행동이라고 볼 수 있다. 네 번째 에너지 중심점은 심장, 혈액순환이나 피부와 관련이 있으며, 일곱 개의 에너지 중심점 중에서 가장 중심부위에 있다.

그렇다면 네 번째 에너지 중심점이 왜 초록색일까를 한번 생각해보자. 우리는 무의식적으로 숨을 쉬고 있다. 많은 감정 또한 무의식적으로 일어나며, 심장이 멈추면 우리는 일생을 마감해야 한다. 때문에 몸의 가장 가운데에 있는 네 번째 에너지 중심점에 심장이 있는 것이다.

　초록색과 핑크색의 성향을 지닌 사람들은 대부분 감정적이고 성실하며 희생적이다. 아무런 대가도 바라지 않고 관대하게 우리에게 피톤치드라는 좋은 물질을 내뿜어주는 나무와 모든 것을 자식에게 다 내어주는 어머니의 희생적인 사랑을 떠올려보라.

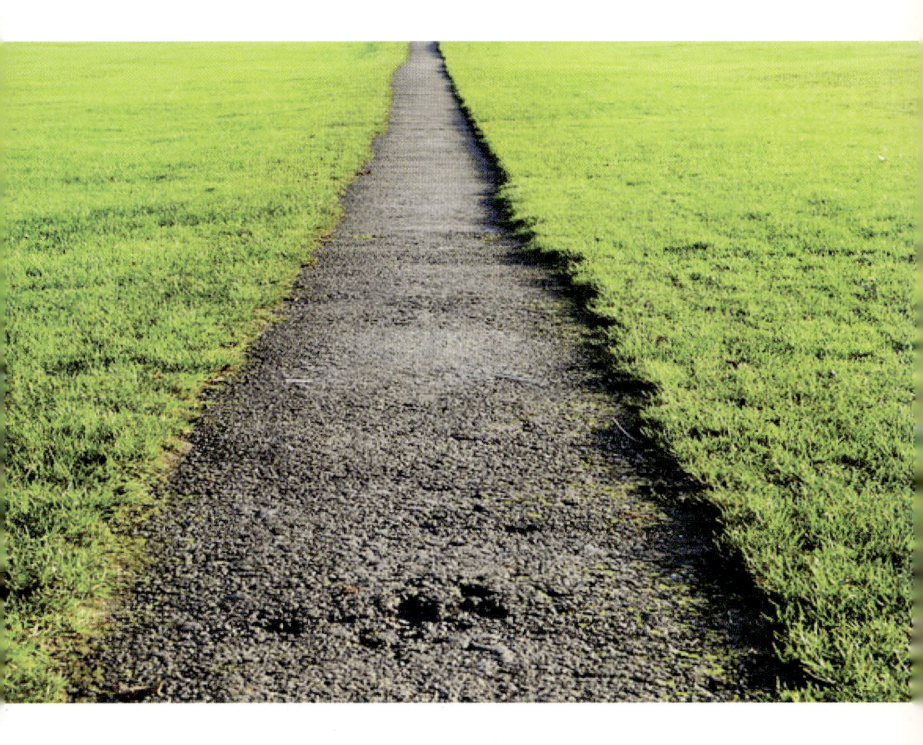

자연은 우리에게 모든 것을 내어준다.
당신은 자연으로부터 가져온 것들을 자연에 돌려줄 수 있는가.
자연에 감사하다면 자유로운 당신의 꿈을 자연과 함께하라.
당신의 모든 꿈은 자연 안에서 펼쳐진다.

다섯 번째 컬러, 파란에너지 중심점

다섯 번째 컬러인 파란에너지 중심점은 우리의 신체부위 중 목구멍에 위치하고 있으며, 커뮤니케이션의 중추로 파란색을 띄고 있다. 우리는 목구멍을 통해 말을 한다. 목구멍이라고 표현하니 조금 거슬리는 부분이 있긴 하지만 목구멍을 달리 무엇이라 칭하겠는가. 우리는 모두 말을 할 때 타인을 의식한다. 타인을 의식하는 컬러가 바로 블루다. 블루 컬러를 가진 다섯 번째 에너지 중심점은 생각, 감정, 통증, 느낌 등 우리 몸 안에 살아있는 모든 것들을 관장한다. 하하하 소리 내어 웃는 웃음, 근심걱정이 서린 후~ 하고 내뱉는 한숨 등 우리가 지식을 발표하고, 의사를 소통하기 위해 할 수 있는 표현, 어떠한 영감 등 적극적인 자기표현을 하고 이것을 교류하는데 큰 역할을 하는 곳이 바로 다섯 번째 에너지 중심점이다. 우리가 보고 듣고 느끼는 모든 내적인 삶을 외부로 표현하고 소통하는 곳인 다섯 번째 에너지 중심점을 잘 관리하면 타인에게 나를 효과적으로 어필할 수 있다.

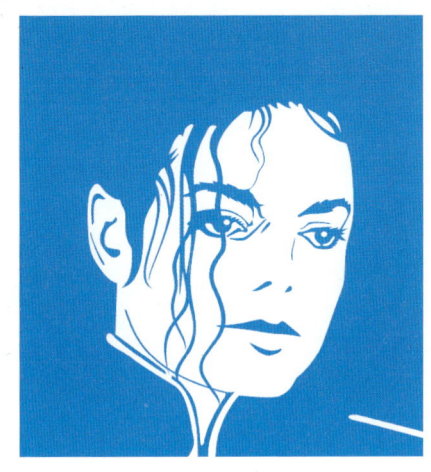

마이클잭슨의 '벤'이라는 곡이 문득 떠오른다.
뜬금없긴 하지만 '벤'은 1972년 살인 쥐를 다룬
공포영화의 주제곡이다.
'벤'이라는 노래는 마이클잭슨이 세상에 대한
자신의 내적인 감정과 감성을 혼신을 다해
표현했기 때문에 단박에 빌보드차트 1위에 올랐다.
음치라고 걱정하지 말고,
말을 잘 못한다고 두려워하지도 말고,
자신감을 가지고 자신을 표현해보라.
단 한 마디의 말일지라도 진심을 담아
모두에게 전하면 누구나 감동을 받을 것이다.

여섯 번째 컬러, 남색 에너지 중심점

여섯 번째 컬러인 남색 에너지 중심점은 우리가 미간이라고 말하는 이마의 중심에 위치하며, 남색으로 표현된다. 하지만 노란색과 보라색으로 표현되기도 한다. 이곳은 지혜나 어떤 초감각적인 상상, 직관을 나타내며, 우리 존재에 대한 인식은 이 여섯 번째 에너지 중심점을 통해 일어난다.

일반적인 감정의 마음이 아닌, 보다 높고 신성한 마음, 매우 지적이고 이성적인 분별력, 어떠한 깨달음에 대한 진리에 눈을 뜨게 해주는 에너지가 이곳에서 생성되기 때문에 이곳을 제3의 눈이라고 표현한다.

우리는 달걀을 보면 달걀을 깨고 나와 삐약삐약 하는 병아리와 그 병아리가 자라나 꼬끼오~ 하는 닭이 되고, 닭고기가 유익한 단백질을 제공해 준다는 것 외에도 수많은 것들을 유추해낸다. 순수한 존재 자체에 모든 지식이 포함되어 있듯이 여섯 번째 에너지 중심점은 우리가 어떤 물질을 만들어내고 그것을 비 물질화할 수 있는 깨달음을 인식하는 부위라 할 수 있다. 밥 먹기 싫다고 하는 아이들에게 밥을 짓는 쌀을 만들기 위해 봄, 여름, 가을 가리지 않고 뙤약볕 아래에서 땀을 흘리는 농부의 이야기를 들려줘보라. 밥의 소중함을 느끼는 아이는 더 이상 투정을 부리지 않을 것이다. 어른들도 마찬가지다. 큰 깨달음을 얻으면 불평불만이 사라지게 되고, 자신의 삶을 더 가치 있게 만들어간다.

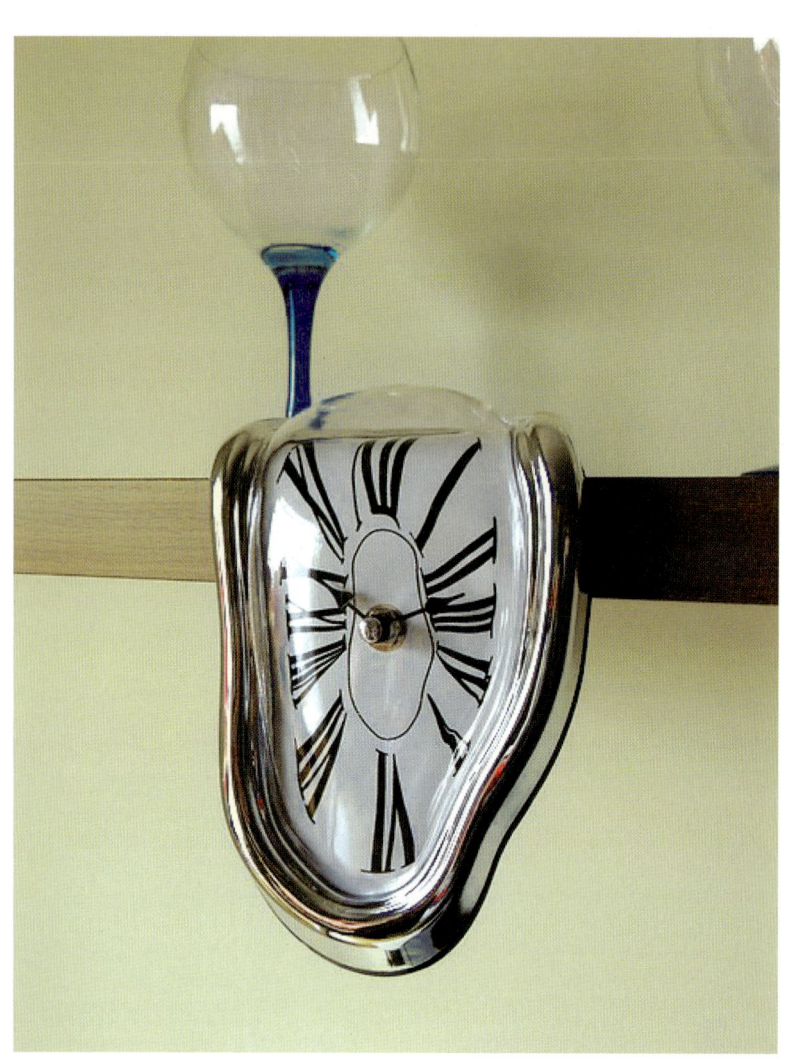

시간은 멈추지 않고 째깍째깍 흘러간다.
시계를 보면 당신은 어떤 생각이 드는가?
파란색은 생각을 강조하는 컬러다.
파란색 다리를 하고 있는 유리잔은 텅 비어 있는
당신 자신을 뜻한다.
당신 자신을 소중히 하지 않으면 당신의 소중한 시간들이
저 시계처럼 쓸모없이 흐느적거릴 것이다.
우리는 모두 시간에 쫓기며 살아가고 있지만,
한없이 돌기를 반복하는 시계바늘처럼
언제나 같은 형식으로 일상을 반복해서는 안 된다.
시간은 쪼개서 쓰고 마는 것이 아니라, 모으는 것이다.
시간들이 모이면 '당신'이라는 소중한 한 사람의 인생이 된다.
극적이지는 않더라도 내 인생이라는
역사책에서 읽을거리는 좀 있어야 하지 않겠는가.
시간에 쫓겨 스트레스가 쌓여 있다면 잠시 현실을 내려놓고
제3의 눈에 집중해보자. 당신을 위한 시간을
단 1분만이라도 내어 보자.
잠시 무장해제하고 초침 소리도 잊어버리자.
당신은 숨을 쉬고 있다.
남들과 똑같은 시간을 보내는 당신 자신에게 질문해 보라.
진정 당신 자신을 위한 시간을 보내고 있는가.

일곱 번째 컬러, 보라색 에너지 중심점

일곱 번째 컬러인 보라색 에너지 중심점은 우리 머리 중앙의 가장 높은 자리에 위치하고 있으며 보라색을 띤다. 이곳은 인체의 모든 분비선과 기관을 통제하는 뇌하수체와 연관이 있으며 가장 순수한 부위라고 할 수 있다.

일곱 번째 에너지 중심점은 최고로 완성된 인간의 자리이며, 머리 위를 맴도는 빛의 형태로 종종 표현된다. 예수님이 그려진 그림이나 부처님이 그려진 그림을 보면 머리 위로 흰색이나 황금색 띠가 그려진 것을 볼 수 있을 것이다.

하느님은 신이지만, 예수나 부처는 인간이었다. 인간이었지만 그들의 에너지 장은 우주와 하나가 되어 완전히 일깨워졌으며 순수한 빛을 동반한다. 결국 그들의 우주적인 에너지가 발산되어 현재까지도 우리에게 힘을 미치듯 일곱 번째 에너지 중심점은 그야말로 대단한 영역이라 할 수 있다.

신적인 존재처럼 느껴지는 예수님이나 부처님처럼 될 수는 없지만, 우리도 외적인 삶과 내적인 존재감에 대해 평온하게 몸과 마음을 연다면 삶의 의미를 찾을 수 있을 것이다.

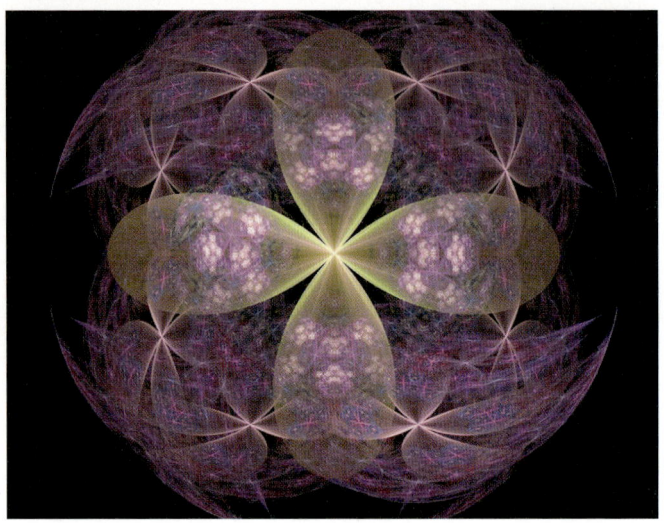

당신은 빛이다.

당신이 자신의 몸과 마음을 소중히 하면 당신에게서 향기로움을 가득 담은 투명한 보랏빛 꽃이 피어난다.

우리는 연세가 있는 어르신들 중에서 '곱게 늙으셨다'고 표현할 수 있는 분들을 뵈면 기분이 좋아진다.

당신도 심신을 조화롭게 해서 평온함을 찾고 고운 빛으로 살아가길 바란다. 그 빛이 당신의 미래 모습을 결정한다. 무병 장수를 하느냐, 유병 장수를 하느냐는 오직 당신에게 달려 있다. 당신 스스로 얼마만큼 몸과 마음을 잘 다스리느냐에 따라 건강하게 사느냐 못 사느냐가 결정된다. 만병의 근원은 마음에 달려 있다. 마음을 잘 다스려서 당신 스스로가 아름다운 꽃이 되어 보라.

나는 무슨 컬러일까? _____ 컬러다.

내 몸은 무슨 컬러일까? _____ 컬러다.

내 영혼은 무슨 컬러일까? _____ 컬러다.

컬러를 통한 치유

컬러테라피란?

컬러테라피란 빛과 색을 이용해서 인간의 몸과 마음의 병을 치료하는 것을 말한다. 컬러가 담고 있는 빛의 에너지는 각기 다른 성질을 가지고 있으며, 이것은 살아있는 우리 몸의 세포에 영향을 미친다.

컬러는 일상생활에서 빼놓을 수 없는 요소지만, 현대에는 컬러 본연의 메시지가 제대로 전달되지 못하고 있다. 이는 우리가 컬러를 보다 넓은 의미로 받아들이지 않기 때문인데, 우리는 단지 컬러를 시각적으로만 인식할 뿐 컬러가 우리의 몸과 마음에 미치는 영향에 대해서는 제대로 알고 있지 않다.

기본적으로 따뜻한 컬러인 빨강색, 주황색, 노랑색, 연두색, 자주색 등은 능동적이고 성장을 돕는 컬러지만, 차가운 컬러인 파랑색, 녹색, 청보라색 등은 수동적이고 성장을 방해한다. 한 예로 파란색 화분받침대의 화초보다는 빨간색 화분받

침대의 화초가 더 빨리 자란다.

인간의 영혼은 흰색이다. 흰색은 모든 빛의 스펙트럼을 담고 있으며, 당신 자신도 흰색의 컬러를 베이스에 두고 있다는 걸 알고 컬러테라피를 하면 된다. 우리 인간은 흰색의 빛 속에서 태어나 현실적인 삶을 살아가면서 자신만의 컬러를 지니게 된다. 어느 날 갑자기 어떤 컬러가 좋아진다거나, 싫어하게 되는 컬러가 생긴다면 그것이 당신의 컬러 이슈다.

사람은 나이를 먹고 많은 경험을 쌓아감에 따라 성격과 성향이 변한다. 컬러 또한 당신이 추구하는 이상, 생활 태도, 심리 상태에 따라 시시각각 변화한다. 사람에 따라서는 선호하는 컬러가 자주 바뀌는 사람도 있고, 한결같이 같은 컬러를 추구하는 사람도 있다. 이제 당신의 영혼 컬러인 흰색 도화지에 어떤 컬러 물감을 풀어 그림을 그려갈지 당신 자신이 선택하기만 하면 된다.

컬러로 당신의 몸과 마음을 치유할 수 있음을 이 책을 통해 인식하고, 당신 스스로 자신의 상황에 따라 달라지는 컬러는 무엇인지, 당신의 기본적 성향의 컬러는 무엇인지 체크해서 활용한다면 당신은 무척 다채롭고 생명력이 넘치는 삶을 살 수 있을 것이다.

나는 많은 사람들의 정신적 힐링을 위해 컬러테라피를 진행하면서 상담자들의 기본적 컬러 성향과 현재의 이슈가 무엇인지 알아내기 위해 다양한 컬러 시스템을 활용하고 있다.

컬러테라피는 선생님, 의사, 카운셀러, 심리치료사, 운동요법사, 힐러 등 다양한 전문적 상담사들에 의해 주로 사용되지만 사실상 모든 사람이 컬러테라피를 다양하게 활용할 수 있다. 물론 당신도 예외는 아니므로 즐겁게 당신의 컬러가 무엇인지 체크하고 컬러풀 라이프를 설계하기 위해 잊고 있었던 당신의 순수함을 찾아 여행을 떠나보자.

빛과 색이 가진 치유 효과, 보색

모든 생명력의 원동력이자 빛의 근원인 태양빛이 있기 때문에 컬러도 있다. 빛은 에너지를 가지고 있으며, 그 빛의 파장에 의해 전달되는 컬러에 따라 각각의 컬러에너지가 발생된다.

우리는 그 빛과 빛의 색이 전하는 에너지의 메시지가 무엇인지를 알아야 한다. 우리의 몸과 마음, 영혼에 미치는 컬러의 치유 효과를 제대로 파악해서 그것으로 우리의 삶과 자연을 치유하자.

세상은 너무나 빨리 급성장하고 있다.

폭식을 하면 체하게 되고, 몸속 혈류와 장기의 순환이 원활해질 수 없듯이, 지금 이 세상은 물질 포화 상태로 원 재료와 폐기물의 순환이 제대로 되지 않고 있다. 버리는 음식물이 많아지고, 신상품들이 계속적으로 쏟아져 나오기 때문에 유용한 물건들이 쓰레기가 되어 버려진다. 급격하게 변화하는 사회에 제대로 적응하지 못해서 고통을 받는 사람들이 점점 많아지고 있으며, 마음의 문을 닫아걸고 고립된 생활을 하는 사람들이 점점 늘어나고 있다.

  자연이 파괴되어 가고, 인간의 기본 인성도 무너져가고 있으며, 범죄와 테러, 지진 등으로, 오늘을 살아가기에만 급급해 우리는 자신이 만들어 놓은 틀 속에 갇혀서 지낸다.

  건강한 삶을 원하지만, 정작 우리 자신은 인스턴트에 길들여져 있으며, 사회적 현실은 우리를 쾌적하고 여유 있는 삶으로 이끌어주지 않는다.

  해결할 수 없는 어떤 문제가 발생해서 머릿속이 포화상태가 되고, 본연의 성격도 성향도 무너져 내려 곧 숨이 막혀 죽을 것만 같은 상황을 우리는 살면서 한번쯤 경험한다. 물론 누구나가 다 그런 상황을 맞는 것은 아니지만 대개 한 두 번 정도는 이러한 경험을 해보았을 것이다.

  혜민스님의 '멈추면 비로소 보이는 것들'이란 책이 베스트셀러가 될 수 있었던 것은 숨 막히는 상황을 벗어날 수 있는 여유가 우리 모두에게 필요했기 때문이며, 혜민스님이 말하는 삶의 여유에 공감했기 때문이다.

이제 컬러로 돌아가서 숨 막히는 상황을 벗어날 수 있는 방법에 대해 얘기해보자.

당신이 화가 나서 세상이 온통 붉은색으로 보인다면 초록색 안경을 끼길 바란다. 마음으로 그 안경을 써도 좋고, 투명한 초록색 셀로판지를 눈앞에 대고 잠시 세상을 바라봐도 좋다.

물론 눈에 보이는 컬러만을 이야기하는 것이 아니다.

위에서도 말했듯이, 컬러는 눈에 보이는 그 자체가 아닌, 컬러 고유의 메시지를 우리에게 전하고 있다. 다만 우리는 그 마음의 눈이 떠지질 않아 현실이라는 세상 속에서 허우적대고 있는 것이다.

이제부터 빛과 그 빛이 전하는 컬러의 메시지를 알아보자. 당신 자신이 어떤 컬러를 가지고 있는지, 어떤 성향을 지니고 있는지, 내 몸이 반응하는 컬러는 무엇인지, 어떤 삶의 목표를 가지고 있는지, 여유를 가지고 생각해보자.

우리 인체의 에너지 중심점도 빛의 스펙트럼이다.

각 중심점들이 어떤 컬러인지, 그 중심점이 우리 인체에 미치는 영향은 어떤 것인지 앞서 설명했지만, 중요한 것은 양극과 음극이 만나야 전지의 에너지가 빛이 되듯, 보색관계에 있는 두 컬러의 에너지를 함께 받아들여야 한다.

남자가 지닌 양의 기운과 여자가 지닌 음의 기운이 합쳐져야만 진정한 하나가 되어 서로 상생할 수 있듯이 보색은 컬러테라피에서 중요한 역할을 한다.

컬러테라피의 근본은 대립이며, 보색관계에 있는 두 개의 컬러가 서로를 상대적으로 강화시켜주는 작용을 한다. 사람의 몸과 마음 또한 보색관계의 컬러들이 균형을 이루지 못하면 증상이 악화될 수 있다. 이제 건강한 삶을 유지하기 위해 컬러의 보색관계에 대해 알아보자.

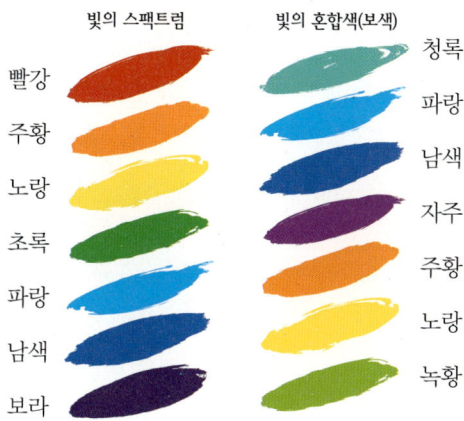

어려서 좋아한 컬러를 선택해도 좋지만, 현재 선호하는 컬러가 무엇인지 체크해 보자. 그리고 그 보색이 무엇인지도 체크하기 바란다.

내가 어렸을 때부터 좋아한 컬러는 _____ 이다.

내가 현재 선호하는 컬러는 _____ 이다.

내가 좋아하는 이의 컬러는 _____ 이다.

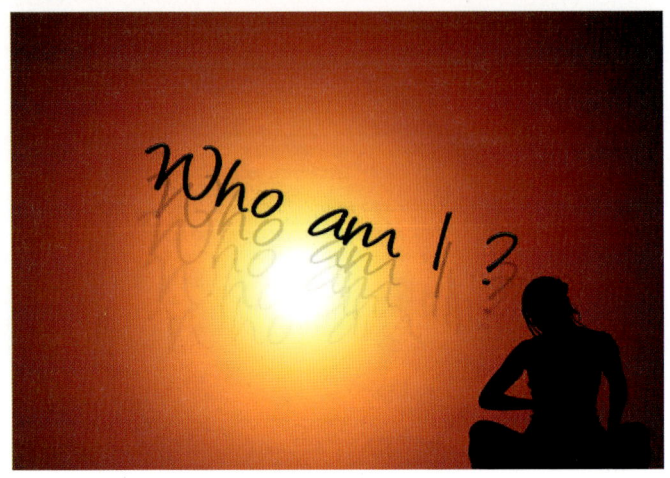

잠시 눈을 감고 코로 숨을 깊이 들이마시고,
입으로 숨을 내쉰다.
그렇게 들숨과 날숨을 아주 천천히 하며,
들숨 날숨과 나 자신이 온전히 하나가 되어
평온해지는 자신을 느끼며 바라본다.
눈을 감고 있는 그 어둠 속에 하얀 점 하나가
중앙에 나타날 것이다.
점점 더 평온해지는 자신을 느끼며
그 중앙의 점 하나가 점점 둥글게 커져
내 안의 시야가 밝아지는 것을 인지하라.

이제 당신이 누구인지,
평온한 자신의 들숨과 날숨을 통해
하나가 됨을 느껴보라.
나는 어떤 색깔의 영혼을 가지고 있는가?
느낀 대로, 보이는 대로 적어보자.

나는 평온한 _____ 컬러의 영혼이다.

컬러를 알면 새로운 삶이 시작된다

우리는 아침에 일어나 눈을 뜨는 그 순간부터 수많은 컬러를 대하게 된다. 눈에 보이는 컬러가 모두 진실이 아니라고 했지만, 아침에 눈을 뜨면 아침햇살이든, 커튼이든, 옷장이든, 마시다 남은 오렌지주스든 여러 빛깔의 컬러가 눈에 들어오는데, 우리가 아침에 눈을 뜨면서 느끼는 감정들에도 컬러가 존재한다.

오늘 아침 나는 무슨 색상일까? 나는 오늘 어떤 색상의 감정과 주파수로 인식될까를 생각해보라. 머리가 아닌 가슴으로 느끼고 생각하는 연습을 하자. 타인에게 비춰지는 나는 어떤 모습일까를 생각하지 말고, 그냥 오늘 하루 내가 어떤 모습이고 싶은지를 가슴으로 느끼길 바란다.

사람은 누구나 완벽한 빛의 컬러인 흰색이다. 우리 자신이 유리라고 생각해보자. 유리에 사회와 현실이라는 삶의 먼지가 하나둘씩 쌓여간다. 그때그때의 상황마다 우리 삶에 새로운 컬러가 등장한다. 세월이 변하면 사람도 변한다는 말 또한 컬러의 변화와 일맥상통한다. 단지 우리가 그것을 컬러로 표현하지 않았을 뿐이다. 당신 안에 수많은 컬러가 존재한다는 걸 꼭 기억하자.

사람은 누구나 다중인격체이지만 그 천성은 흰색이다. 우리 자신의 흰색 바탕 위에 어제는 어떤 컬러로 색칠했고, 오늘은 또 어떤 컬러로 색칠하며, 내일은 하얀 도화지에 어떤 색 물감으로 어떤 그림을 그려나갈지 생각하면 당신의 삶은 훨씬 다채로워진다.

성공한 이들은 수없이 말해왔다. 삶의 목표가 뚜렷해야 한다고. 내가 꿈꾸던 목표를 나만의 컬러로 색칠하라. 좋은 작품이 탄생할 것이다.

어느 날 갑자기 평소엔 좋아하지도 않던 컬러가 당신의 눈에 들어오는 때가 있었을 것이다. 그 컬러가 바로 지금 당신의 몸과 마음이 필요로 하는 컬러이다. 그 컬러를 외면하지 않길 바란다.

핸드폰 케이스든, 옷이든, 구두든, 당신 눈에 어떤 새로운 컬러가 들어와서 단 1초라도 머물러 있었다면 그것을 응시하고 있는 당신을 위해 그 컬러를 선물하라. 그것은 당신에게 지금 꼭 필요한 컬러 에너지다.

어느 봄날 나는 한 여성을 만난 적이 있다. 처음 본 그녀는 검정색 옷을 입고 있었는데, 나는 그녀에게서 연한 매화와 같은 핑크빛을 느꼈다. 함께 식사를 하고 차를 마시면서 이런저런 얘기를 나누던 중에 그녀가 내게 다음과 같은 말을 했다.

"문선생님! 저는 어려서부터 꽃이라고 하면 분홍색 꽃만 좋아하고 노란 개나리 같은 것은 꽃이라고 여기지도 않았는데, 요즘 들어서는 노란 개나리가 너무 예뻐 보여요. 어렸을 때 노란색은 머리 아픈 색이라는 느낌이 강했었는데, 왜 그럴까요?"

"요즘 많이 우울하신가 봐요?"

망설이지도 않고 내가 대답했다.

노란색이 필요한 이들은 대개 우울증 증세가 있으며, 검정색이나 검정색에 가까운 남색의 성향을 지니고 있기 때문에 그 보색인 노란색이 필요한 것이다.

어느 누군가를 만나더라도 컬러에 대한 것을 알고 이야기를 나누다보면 알록달록한 웃음꽃이 피어나고, 컬러를 통한 치유가 시작된다.

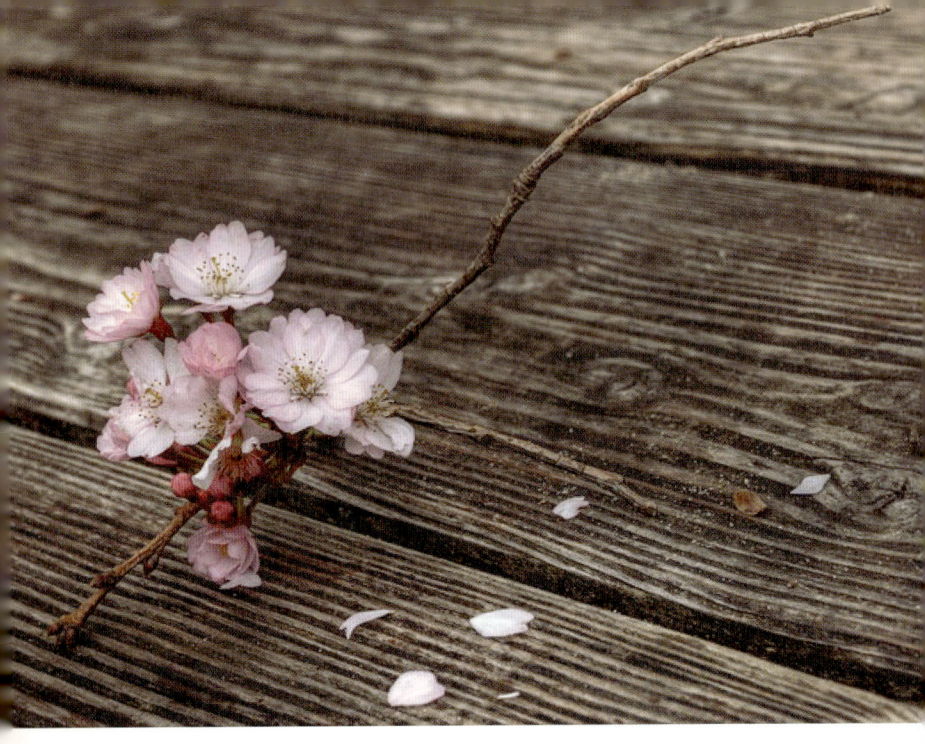

이 꽃을 보면 떠오르는 이가 있는가.

은은한 이 꽃은 당신에게 어떤 감정을 주는가.

내 눈에 보이는 떨어진 꽃잎의 하트가

당신의 눈에도 보이는가.

보인다면 이제 누가 떠오르는가.

시간은 멈추지 않지만, 서두를 필요가 없다.

잠시 복잡한 일상을 내려놓고

꽃잎이 전하는 메시지와 에너지를

온전히 당신 것으로 만들어보라.

단 10초면 충분하다.

좋아하는 컬러로 본 사람의 성향

당신이 좋아하는 컬러는 무엇입니까?

나는 학창시절 펜팔을 하는 친구들에게 앙케이트 설문지를 만들어주곤 했었다. 내용 중에 빠지지 않았던 것이 "당신이 좋아하는 컬러는 무엇입니까?"였는데, 나는 어려서부터 컬러에 대한 생각이 많았다.

지나치는 사람들을 보며 입고 있는 옷과 어울리는 사람, 그렇지 않은 사람을 구별했고, 나만의 느낌으로 사람들의 컬러를 알게 되면서부터 친구들에게 "넌 핑크색이 잘 어울려", "넌 오늘 나무처럼 초록색으로 보여" 등과 같은 말을 하다 보니 친구들 사이에서 내 별명이 언제부턴가 4차원이 되었다.

"오늘 날씨가 오렌지 같지 않니?" 라고 하면 이상한 눈으로 쳐다보는 사람들이 그때는 이해가 되지 않았지만, 지금은 이해가 된다. 나는 그들과 다른 눈을 가지고 있었던 것이다.

나는 어려서부터 육안이 아닌 영안으로 사람들의 몸과 마음을 들여다보았다. 어렸을 때는 남들과 비슷해 보이기 위해 꽁꽁 숨기고 살았지만, 인생의 절반에 다다른 지금은 사람들에게 나의 모든 이야기를 할 수 있어서 기분이 좋다.

"너의 순수함은 한결같다."고 말해주었던 사람들과 지금 이 책을 읽고 있는 당신에게 "당신은 참 순수한 사람입니다."라고 말해주고 싶다. 당신은 그동안 삶이라는 틀에 갇혀 자신의 순수함을 많이 잊고 살아왔다.

이제 그 순수를 되찾기 위해 컬러 여행을 떠나보자.

색채 심리에 대한 정보는 많이 있지만, 정작 꼭 필요한 답은 없었다. 그래서 나는 당신에게 알려주고자 한다.

누군가에게 좋아하는 컬러가 있다면 분명히 그는 그 컬러의 성향들을 가지고 있겠지만, 오히려 그 컬러의 반대 성향이 나타나는 것은 하나의 완성된 빛이 되기 위해 보색 컬러를 찾게 되었다는 사실을 말이다.

어떤 컬러를 좋아한다고 해서 그 컬러가 그 사람의 성향은 아니며, 살아가면서 좋아하는 음식도, 컬러도, 사람도 항상 변하지만, 어린 시절부터 한결같이 좋아한 컬러가 있다면, 그 컬러가 당신의 근본이 되는 천성 컬러이다.

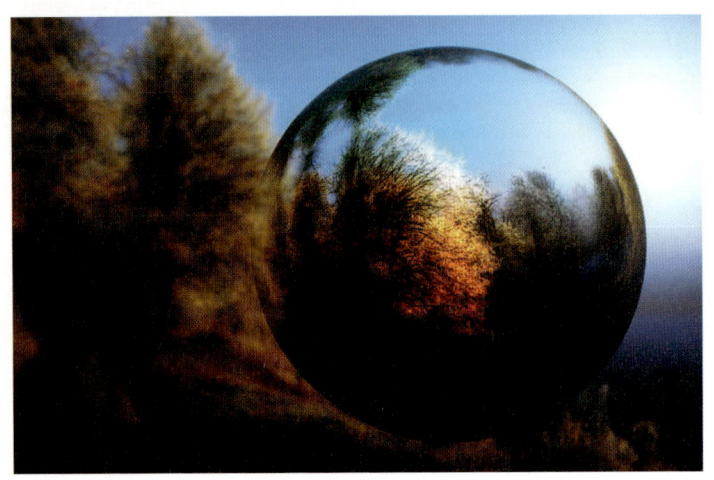

당신은 이 투명한 유리공 안에 누구를 담고 싶은가.
당신 자신을 한번 떠올려보자.
당신 자신과 마주하는 기분이 어떤가.
그리고 어떤 컬러로 느껴지는가.
당신이 보고 있는 자신의 컬러를 느꼈다면
그것이 현재 당신에게 필요한 컬러다.
그리고 당신 자신이 아닌 다른 누군가를 떠올려보자.
첫 번째는 누구이고, 두 번째는 누구인가.
아마도 첫 번째는 당신이 사랑하는 사람이고,
두 번째는 당신을 사랑하는 사람일 것이다.
첫 번째의 그 누군가에게는 사랑한다는 마음을 전하고,
두 번째의 그 누군가에게는 감사하다는 마음을
전하길 바란다.

자기주장이 강한 빨간색

인류가 최초로 의식한 컬러가 바로 빨간색이다. 붉은 태양, 붉은 피, 무언가 강한 생명력과 이글거리는 생존의 욕구를 불러일으키는 컬러가 레드다. 혈액은 우리 몸의 어느 한 곳에 머물러 있지 않고, 심장을 기점으로 해서 동맥과 모세혈관, 정맥을 거쳐 다시 심장으로 돌아오며, 온몸을 돌고 돈다. 그래서 레드 성향의 사람들은 혈액처럼 활동적이고 움직임이 많다. 웃을 때도, 말을 할 때도 몸의 움직임이 남들보다 크고 손을 많이 휘젓는다. 보통 외향적이고, 용감하고, 자립 의지가 강하고, 리더십을 발휘하는 사람들이 레드의 성향을 지니고 있다.

레드 성향인 사람들은 야심차고 매사에 긍정적인 반면, 자신의 단점이나 자신의 주장에 대한 반론에는 강한 저항감을 가진다. 레드 성향이 마이너스로 가면 자기감정을 컨트롤하지 못하고 장점인 열정이 분노로 바뀌어 이기적인 성향이 표출되는 경우가 많으며, 화를 다스리지 못해 고집불통이 되기 쉽다. 열정이 지나치면 화가 된다는 걸 잊지 말자.

나와 함께 컬러테라피를 공부한 동생이 목포에 살고 있는데, 그녀는 "언니 나는 지금 어떤 컬러일까?"라는 질문을 잘 던지는데, 그녀가 바로 레드 컬러를 가지고 있다.

그래서인지 그녀는 정말 남의 말을 잘 안 듣는다. 레드컬러 성향을 보이는 이들이 대부분 그렇듯이.

"상황이 이러이러하니까 그건 안 하는 게 좋겠고." 라는 식으로 아무리 설득을 하려 해도 그녀는 막무가내인데, 빨간색 성향의 사람들은 자신들이 직접 경험하고 난 후에야 그 사실을 깨닫는 경우가 많다.

2년 가까이 그녀를 지켜보던 어느 날, 그녀가 초록색 옷을 입기 시작했다.

나는 동생에게 "이제야 네가 완벽해질 때가 되었구나."라고 말을 건넸다. 빨간색의 성향을 가진 그녀가 보색인 초록색을 원하고 찾게 되었기 때문이다.

    앞서 이야기했지만 사람은 완벽한 빛의 존재다.

    그러므로 사람은 누구나가 현 상태의 자기 자신을 빛으로 밝히기 위해 어떤 컬러에 집중하게 된다. 가능한 한 자신의 보색 컬러에 집중하길 바란다.

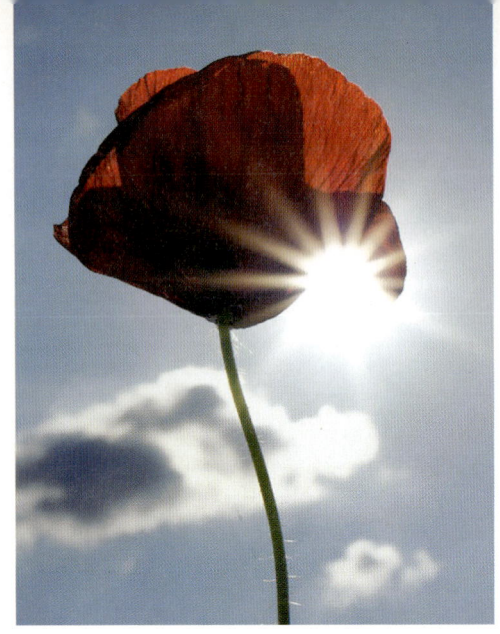

빛의 파장이 가장 큰 빨간색.
모든 태양계의 원천적인 생명력을 가진 레드.
그래서 붉은 성향을 가진 이들이 세상을 리드한다.
빨간색하면 대표적인 것이 장미지만,
필자는 장미가 아닌 중독성이 강한
양귀비 사진을 보여주고 싶다.
빨간 성향의 사람들은 누군가를 매료시키는 에너지가 있다.
왠지 그럴 것만 같은, 왠지 그래야만 할 것 같은
에너지가 있다. 그들은 재지 않는다.
일단 강한 느낌으로 사람을 끌어들인다.
말보다 행동이 앞서기 때문에 믿어야만 할 것 같은
에너지가 꿈틀댄다.

붉은 성향을 가진 고객들은 한결같다. 무엇이든 화통하고, 상대방이 무슨 이야기를 하든지 자신의 이야기부터 들어보라고 하는 것이 레드성향의 사람들이다.

절대로 상대방의 이야기에 귀 기울이지 않는다. 누구나가 자신이 원하고 선호하는 것만을 선택해서 듣는 경향이 있기 마련이지만, 레드 성향을 지닌 사람들은 특히나 그것이 강하다.

필자가 어떤 능력이 있어서라기보다는 흰색의 성향에 가깝기 때문에 사람들의 성향을 잘 흡수하고, 잘 관찰하고, 디테일하게 보는 편인데, 레드성향의 사람들은 순간적으로 욱하길 잘한다. 그리곤 후회하는데 그 후회도 짧다. 때문에 레드 성향인 사람에게는 초록이 필요하다. 그저 묵묵히 들어주고, 항상 움직임 없이 그 자리에 있는 초록. 마치 불과 나무가 만난 격이랄까? 불은 나무를 만나 그 불길이 강해지고, 나무는 그 불길을 보며 대리 만족을 느끼게 된다. 그래서 가슴 중앙 부위의 에너지 중심점이 초록인 것이다.

붉은 심장을 보호하는 초록색과 붉은색과 만남은 결국 빛을 만들어내는 보색의 관계임을 염두에 두자. 붉은색 성향의 사람은 너무 열의가 강하고 진취적이어서 실수도 많지만, 주저앉지는 않는다. 마치 다 꺼져가는 불길 속에 남아있는 불씨처럼, 아주 작은 바람에도 다시금 되살아나서 활활 타오른다.
 빨간색 성향을 지닌 사람들의 사랑은 자기주도적 사랑으로, 상대방이 무엇을 좋아하는지 굳이 신경 쓰지 않는다. 자기가 좋으면 당연히 상대방도 좋아할 것으로 여긴다. 감정적으로 무언가에 심장이 뜨겁게 뛰고 있다면 그것을 긍정의 힘으로 풀어 나갈 것인지, 화를 내서 풀어야 할 것인지 생각해보라.
 새롭게 무언가를 시작하려는 사람들은 붉은색을 원한다.
 "난 아닌데"라고 하지만 잘 생각해보라. 대지의 원천인 땅의 컬러도 레드다. 빨간색에 검은 흙색을 혼합하면 갈색이 된다. 그렇다. 검은 재처럼 여겨져도 작은 바람과 붉은 빛의 햇살이 있다면 당신은 다시금 붉게 타오를 수 있다. 희망을 가져라.

새로운 것을 추구하는 것은 좋은 현상이긴 하지만, 붉은 불기둥은 꺼져버리기도 쉽듯 좀 더 신중하자. 빨간색 하면 일단 신호등을 생각하자. 위험하니 잠시 멈춤!
　잠시 멈춰 서서 생각하고 움직이길 바란다. 세상은 당신 혼자 살아가는 곳이 아니다. 좀 더 희생하고 배려하고 이해해줄 수 있는 사람들이라면 당신 입으로 굳이 나 잘났다라고 이야기하지 않아도 주변 사람들이 먼저 당신을 인정한다.
　우리는 몹시 추울 때 따뜻한 난로가 곁에 있으면 좋아하지만, 금세 난로가 너무 뜨겁다고 멀어지려고 한다. 사람과의 관계도 이와 같아서 너무 가깝게 붙어 있으면 서로가 지치게 되므로 적당한 거리를 유지하는 것이 좋다. 뒷걸음질치라는 것이 아니라, 처음부터 적당한 거리에서 은근하고 포근한 감정을 즐기라는 것이다.
　추운 날 난로에 제일 먼저 뛰어가는 것이 빨간색 성향인 당신이므로, 그 때문에 손을 데거나 옷이 탈 수도 있다는 걸 명심하길 바란다. 자신이 가지고 있는 모든 열정을 다해 무언가를 진행했다가 실패하면 화가 나다 못해 절망의 끝으로 가버릴 수도 있는 것이 붉은색을 지닌 당신이다. 조금은 남겨두자. 인생은 복권이 아니다. 물론 로또는 단돈 몇 천 원으로 행복과 기대감을 주기는 하지만, 자신의 고집과 아집으로 인해 전 재산을 다 탕진해 버리는 과오는 범하지 말아야 한다.

> 빨간색 성향의 당신, 가끔은 쉬어가는 여유를 가져라! 당신은 순수해서 다른 사람을 잘 믿는 경향이 있는데, 타인의 사탕발림 말들에 현혹되지 말고 당신에게 쓴 소리를 해주는 사람이 있다면 화부터 내지 말고 감사해야 한다. 좀 더 매사에 신중할 수 있다면 성공의 길도 빨리 달릴 수 있을 것이다. 취미 생활로는 스킨스쿠버다이빙이나 초록색을 가까이 할 수 있는 등산이 좋다. 작은 소품이나 의류, 액세서리에 보색인 초록색을 곁들이면 좋다.

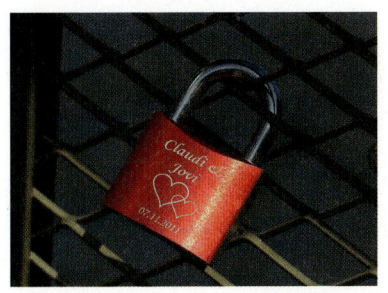

정열적인 사랑도 좋지만 사랑이라는
자신의 굴레에 상대를 가두지 않길 바란다.
하지만, 남자 또는 여자는 서로 하기 나름이라고 했다.
열쇠는 항상 당신 손에 있다는 걸 잊지 말자.

그룹 활동을 통해 기쁨을 얻는 주황색

주황색은 붉은색과 노란색을 혼합했을 때 나오는 컬러다. 그래서 주황색의 사람은 두 가지 컬러의 성향을 모두 가지고 있다. 두 컬러가 혼합된 만큼 주황색 성향을 가진 이들은 대개 중성을 띠며, 그룹 활동을 좋아한다.

앞장서서 사람들을 리드하지는 않지만, 다른 사람들과는 좀 차별화된 아이디어를 제공하며, 사람들에게 즐거움을 준다. 그들이 알게 모르게 한마디씩 던지는 말에서 사람들은 어떤 에너지를 전달받기도 하며, 이들은 기획, 디자인 계통의 일을 하는 경우가 많다.

한국 사람들은 혈액형별 심리에 관심이 많고, 또 많이들 공감한다. 필자 역시 사람들에 대한 궁금증이 많았기 때문에 학창시절부터 혈액형이나 인상학, 관상 등에 대해 무척이나 많은 정보를 습득해왔다.

사람들은 일이 잘 풀리지 않거나 자신의 운명을 알고 싶을 때 철학관이나 점집을 찾아간다. 사주팔자나 혈액형으로 사람의 성향을 분석하는 것 등은 모두 통계에 의한 것으로, 그 통계와 일치하는 부분이 많기 때문에 우리는 그것에 공감할 수 있었다.

 이것을 토대로 사람들을 살펴보니, 주황색을 선호하는 이들 중에는 B형 혈액을 가진 사람들이 많았다. 그들은 경쾌하고 캐주얼한 옷차림을 좋아하고, 스포츠 관람이나 영화 관람을 즐겼는데, 모두가 다 그런 것은 아니며, 주황색 성향을 지닌 사람들의 취미가 대부분 그렇다는 것이다.

 주황색은 한국인에게 가장 필요한 컬러이기도 한데, 그것은 한국에는 주황색의 보색인 파란색 성향을 가진 사람들이 많기 때문이다.

 주황색 성향의 사람들은 독특하다. 그들은 타인을 그다지 의식하지 않으며, 그냥 본인이 좋으면 좋은 거다. 그리고 뭐가 되었든 옳고 그른 것에 있어서 인정을 잘한다. 호기심도 왕성하며, 굳이 앞에 나서지 않아도 사람들이 그를 찾도록 하는 에너지가 있다.

주황색의 성향을 가진 사람은 데이트를 할 때에도 단 둘이 만나는 것을 즐기지 않는다. 친한 친구들과 함께하는 자리를 원하는데, 여성보다는 남성들이 오히려 주황색을 선호하는 경우가 많으며, 여성들은 주로 핑크 계열을 선호한다.

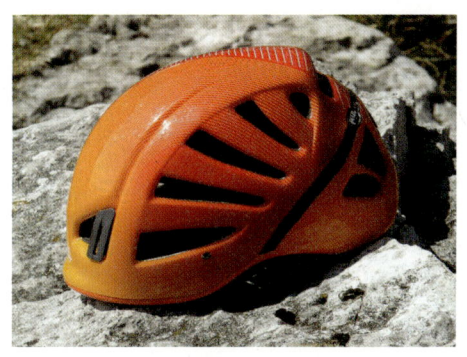

주황색을 선호하는 이들은 주로 자연에서 즐길 수 있는
활동적인 스포츠를 좋아한다.
동호회 활동을 다양하게 즐기는 이들에게서
주황색의 에너지를 많이 느낄 수 있다.

여성은 하나의 생명을 잉태할 수 있는 자기희생의 컬러인 흰색을 베이스에 깔고 있기 때문에 여성이 주황색을 선호한다면 반드시 파란색 성향이 내재되어 있다. 중성적 성향이 있는 여성이나, 성별을 떠나서 호탕하며 뒤끝이 없고 두루두루 사람들과 관계가 좋은 이들이 주황색 성향인 경우가 많다.

  붉은색 성향의 사람들은 과격하고 위험한 취미 생활을 선호하는 반면, 주황색 성향의 사람들은 레드와 옐로우가 조합된 만큼 노란색 성향이 있기 때문에 겁이 좀 많다. 확실한 것이 아니면 과감해지지 않는다. 하지만, 이거다 싶으면 그냥 믿는다. 남들이 뭐라고 하든 그 자체를 즐기기 시작한다. 후회가 짧으며, 뒤끝도 그다지 없고, 사람들과의 관계도 다양하다.

  주황색, 즉 오렌지가 주는 느낌이 뭔가 상큼하고 우리에게 즐거움을 줄 것만 같은 컬러이기 때문일까? 주황색 성향의 사람들은 자신이 즐기는 활동무대에서 사람들을 잘 사귄다. 그리고 함께 무언가를 하길 원한다. 혼자서 즐기는 것은 싫어한다.

오렌지 타입의 당신, 집단 활동을 소중히 여기는 것도 좋지만, 타인에 대한 배려와 관심이 지나쳐서 다른 사람에게 휘둘린다는 인상을 줄 수도 있다는 점을 기억하라! 당신 개인의 주체성을 높여주는 보라색이나 남색을 가까이 하면 도움이 될 것이다.

사교적이고 개방적인 웃음 많은 노란색

노란색은 필자가 어려서부터 좋아한 컬러다. 당신도 이미 알고 있을 것이다. 노란색은 희망의 컬러라는 것을. 또한 노란색은 싸이코적인 컬러라는 것도 짐작하고 있을 것이다.

정신과에서 우울증 치료에 쓰이는 컬러가 노란색으로, 노란색은 심장질환을 가지고 있는 사람들에게 좋으며, 이들의 심장 치료에도 노란색이 활용되는데, 동양의학에서도 심장은 정신과 관련이 있다고 보고 있다.

노란색 성향을 가진 이들은 마치 어린아이처럼 순수하며, 그 때문에 상처도 잘 받는다. 너무 순수하고 긍정적인 나머지 사람을 잘 믿는 경향이 있는데, 깊이 생각하지도 않고 뭐든 그저 잘되겠지 하고 긍정적으로 받아들인다.

또한 노란색 성향의 사람들은 타인을 의식하지 않고 있는 그대로를 이야기하는 경우가 많다. 때문에 다른 컬러 성향을 지닌 사람들의 눈에는 그런 그들이 이상하게 보이며, 그들의 순수함이 왜곡되는 경우가 많다. "쟤 뭐야." 라는 식의 말을 많이 듣게 된다.

노란색 성향의 사람들은 자기애가 강한데, 자존심이 강한 것으로 이해하면 빠를 것이다. 그들은 순수함이 왜곡되는 순간 자존심에 큰 상처를 받지만, 다행스러운 것은 긍정적인 성향이 강하기 때문에 빨리 잊는다.

어른들에 비해 아이들의 심장이 빠르게 뛰듯이, 노란색과 정신, 심장은 밀접한 관계에 놓여 있으며, 노란색 성향이 마이너스로 가다보면, 그 보색인 짙은 남색이나 검정색 패턴 위에 놓이기 쉬운데, 그것은 노란색 성향의 사람들이 사람을 좋아하고, 긍정적이고, 웃음이 많지만, 그 순수함이 짓밟히면 외부와 단절하고 자기 자신만의 틀에 갇혀버리는 검정색 성향으로 가기 때문이다. 어떤 희망을 품고 사랑을 하고 있을 때, 그 상대가 신뢰를 깨버리면 암흑의 세계로 가버리는 것과 같다고 보면 된다.

    당신은 어른이 맞는가?

    당신 안에 있는 꼬마를 본 적이 있는가?

    모든 컬러의 기본 베이스로 쓰이는 노란색은 사람이라면 누구나 다 가지고 있다.

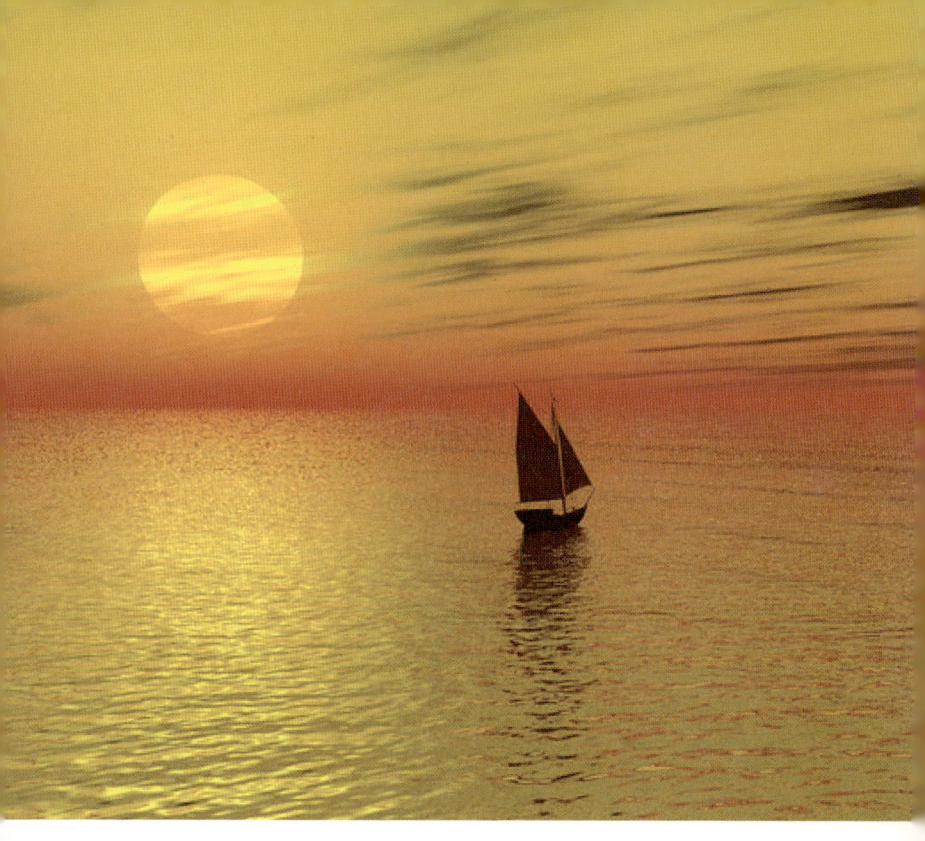

파란 하늘과 파란 바다를 상상했다면
그 이미지를 한 번 바꿔보라.
노란색의 하늘과 노란색의 바다도 있다.
노란빛의 썬셋을 보고 당신은 무엇을 떠올리는가.
무언가 내일은 좀 더 희망적일 것 같지 않은가?
바다 건너 저편에 무엇이 있을지 상상해보라.

노란색 성향의 사람들은 사람들에게 기존에 인식된 것과는 좀 다른 무언가를 선사하는 능력이 있으며, 희망, 긍정적인 사고, 꿈, 미소를 준다.

미래는 그 누구도 알 수 없기 때문에 노랑 병아리 같은 꼬맹이들을 미래의 꿈나무라고 하는 것이다.

알게 모르게 우리 생활 전반에 컬러가 존재하고, 당신도 이미 컬러에 대해 알고 있음에도 불구하고, 막상 자신의 삶엔 제대로 적용하지 못하고 있다.

노란색 선글라스를 한 번 써보자. 세상이 좀 더 선명하고, 생기 있고, 활기차게 보일 것이다. 태양빛에 노란색 선글라스가 과연 효과가 있느냐고 물을 수도 있지만, 효과가 있다. 사진에서 보듯이 노란색 선글라스를 끼고 태양을 바라보면 태양이 하얗게 보인다.

빛의 원천인 컬러의 힘을 가지고 있는 노란색 성향의 이들은 어떠한 역경에도 쉽게 주저앉지 않지만, 사람 자체가 빛이기 때문에 사람에게 받은 상처로 인해 주저앉기도 한다. 그것이 노란색 성향의 사람이다. 그들은 호기심이 왕성하고, 에너지가 넘쳐난다. 항상 새로운 것을 꿈꾸며, 매사에 긍정적이다.

당신도 노란색 성향을 기본 10%는 깔고 있으니, 좀 더 순수한 본연의 자신으로 되돌아가 보길 바란다. 누군가를 미워하고 누군가에게 상처를 받았다면 노란색을 통해 자신을 치유해보라.

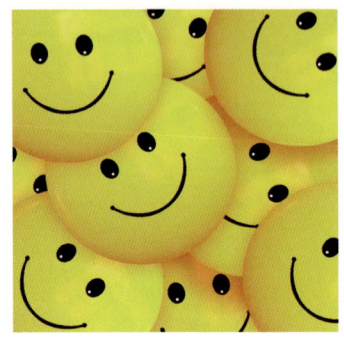

그냥 웃어 줄 수 있는 노란색 성향의 사람들이
좀 더 많아질 때 우리 삶은 보다 즐거워지고,
상대에 대한 이해의 폭도 넓어질 것이다.
웃으면 복이 온다고 한다.
해바라기는 일편단심 해만 바라보는 넓고 길쭉한 꽃으로,
멍청하게 생겨서 사람들이 꽃으로 잘 인정하지 않는다.
노란색 성향의 사람들도 이와 같다. 하나만 본다.
그리곤 혼자 웃는다.
헤벌쭉~.
그들이 꽃 같지 않다고 무시하지 말자.
당신도 해바라기일 수 있지만, 현실이라는 굴레에 묶여
해바라기처럼 살아가지 않고 있을 뿐이다.

남들보다 타고난 재능이 많은 노란색 타입의 당신, 살아가는데 있어 당신의 순수함에 열등감을 느끼는 이들로 인해 순수함이 왜곡되는 상처를 입을 수 있다. 당신의 주체할 수 없는 에너지와 기쁨을 자제하고 싶을 때는 검정색 속옷이나 겉옷, 액세서리, 소품 등을 가까이 하면 도움이 된다. 당신의 긍정적 에너지를 잘 지켜나간다면 좋은 일이 있을 것이다.

혼자 조용히 휴식을 취하고 싶은 초록색

초록하면 떠오르는 것이 나뭇잎이다. 나무는 붉은 태양빛을 좋아하며, 붉은 빛을 머금고 그 보색인 초록빛을 반사한다.

미래지향적인 삶의 스포츠 중 하나가 등산인데, 골프와 같은 스포츠는 근육을 편중되게 사용하지만, 등산, 걷기, 수영과 같은 운동은 온몸의 근육을 다 사용하는 스포츠로 우리의 신체를 건강하게 한다. 그래서 산을 찾는 이들은 건강하다.

붉은 태양의 에너지를 듬뿍 담고 있는 나무의 피톤치드를 통해 활력을 얻고, 눈으로는 시각적인 평화로움까지 즐길 수 있는 등산은 심신이 함께 치유되는 그야말로 1석2조의 스포츠다.

초록색의 성향을 가진 사람들은 대체적으로 말이 없다. 숲속 나무들이 아무 말 없듯이.

산은 항상 변함없이 그 자리를 지키며 움직이지 않으므로 우리가 산을 찾아간다. 마찬가지로 초록색 성향의 사람들 또

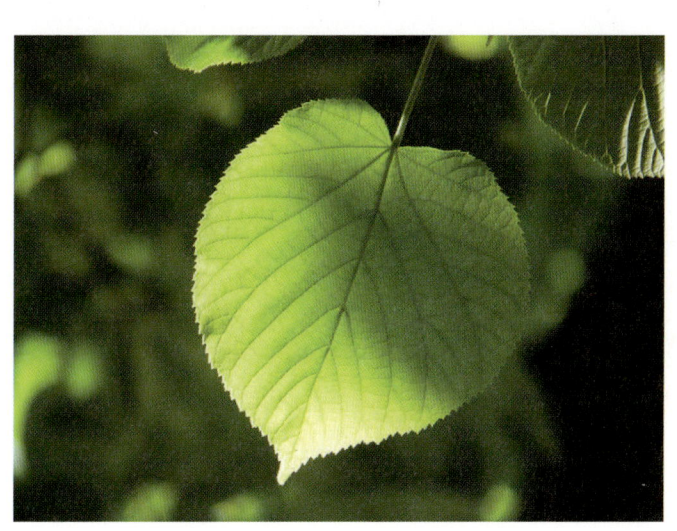

한 그저 자신의 자리를 지키고 있을 뿐이다. 가만히 있어도 사람들이 찾아온다. 그리고 찾아온 사람들은 무언가 많은 넋두리를 쏟아낸다. 초록색 성향의 사람들은 말없이 그 넋두리를 들어주며, 그들이 들어주는 것만으로도 사람들은 평온함을 얻고 고마워하게 된다.

요즘 들어 힐링 바람이 아주 거센데, 힐링과 평온함을 대표하는 컬러가 초록색이다. 우리 모두는 평온한 휴식을 원하기 때문에 자연의 초록색을 매일 그리워한다. 각박한 현실에 지친 사람들은 그래서 주말이면 도심을 떠나 자연을 찾아 떠난다. 암 말기 환자들이 찾는 것도 자연요법이다. 아무 말 없이 그저 묵묵히 있는 자연으로부터 자신을 치유하는 해답을 찾고 있는 것이다.

초록색 성향을 지닌 사람은 봉사활동을 많이 하거나, 안쓰러운 사람을 보면 그냥 지나치질 못한다. 그래서일까. 우리나라 엄마들의 치맛바람은 알아줘야 하는데, 남의 이목을 의식해서 자의 반 타의 반으로 자식들을 위해 녹색어머니회 활동에 매우 적극적이다.

한국 사람의 성향이 파란색이라는 것은 앞서 설명했는데, 파랑은 남의 이목을 중시하는 색이다. 그런데 재미있는 사실은 이 파란색에 노란색을 섞으면 초록색이 되는데, 타인의 이목을 중시하는 파랑색과 긍정적인 에너지인 노란색을 살짝 섞어주면 녹색이 된다는 것이다.

내가 어릴 적에는 새마을운동이 한창이었는데, 새마을 운동 깃발이 초록색인 것을 기억하는가? 그 새마을 깃발 위에 적힌 글귀가 바로 노란색이었다.

좀 더 부지런하게 몸을 놀려서 봉사를 하면 길거리가 깨끗해질 수 있다는 새마을운동의 취지에 맞추어 조기청소라는 것을 하기 위해 비질을 하던 초등학교 시절이 생각난다.

하지만 지금 세대는 많이 다르다. 자신이 할 수 있는 것들은 당연히 스스로 해야 함에도 불구하고, 공부만 해서 성공하라는 부모의 무조건적인 자식 사랑으로 인해 많은 청소년들이 자기중심적이 되고 말았다. 환경적으로나 경제적으로는 나아졌지만, 봉사와 희생정신을 기르지 못한 청소년들에 대해 우리 어른들이 반성을 많이 해야 한다. 타인을 위한 배려나 이해심을 길러주는 교육이 가정이나 사회적으로 많이 필요하다는 것을 절실하게 느낀다.

생활 편의를 위해 너무나도 많은 자연이 파괴되어 가고 있다. 그래도 자연은 우리에게 끝도 없이 내어준다. 어떠한 대가도 없이. 그것이 바로 초록 성향의 사람이다. 그래서 그들은 쉬고 싶어 한다. 정신과 전문의나 상담업에 종사하는 사람들은 정신적인 힐링을 위해 산으로 들로 혼자서 떠나는데, 딱히 어떤 목적이 있어서가 아니라, 혼자만의 정신적 여백을 지니기 위해 홀연히 떠나는 것이다. 만약 당신에게 초록색 성향의 친구가 있어 혼자 있고 싶어 한다면 그냥 혼자 있게 내버려두는 것이 좋다. 또한 당신 자신이 초록색 성향이라면 철저히 혼자만의 시간을 즐겨라.

초록색 성향의 사람들은 그래서 독신을 선호하는 경우가 있는데, 필자의 상담 고객들 중에서 초록을 선호하는 사람들을 보면 서로의 사랑이 무르익고 온전히 하나가 되어 평온해질 때 결혼을 선택하는 경우가 많았다.
　하나의 예를 들어보면, 고객 중에 유난히 초록색 성향이 짙은 41세의 여성이 있었는데, 그녀는 독신을 추구한 것은 아니었지만 자유로운 삶을 추구해왔고, 타인을 위한 봉사활동을 습관처럼 하고 있었다. 그러던 그녀에게서 어느 날 청첩장을 받았는데, 그녀의 결혼 상대자는 조각가였다.
　초록색 성향의 사람은 자유로운 영혼을 가진 이들에게 이끌린다. 그들에겐 무한한 에너지가 있기 때문에 서로가 강한 끌림을 느끼는 것이다. 굳이 말을 하지 않아도 서로 교감할 수 있는 그런 상대가 나타나면 독신을 즐기던 초록색 성향의 사람도 과감하게 결혼을 선택한다. 그 상대 역시 초록빛을 지녔기 때문에.

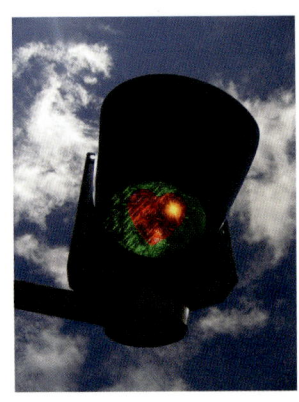

청신호등은 우리에게 평온함을 주는 안심 신호등이다.
초록색 성향의 사람들을 표현한다면,
심장은 뜨겁고 보이는 빛은 이처럼 초록빛인 사람이다.
마치 나무가 붉은 태양빛을 머금고 그 잎으로
보색인 초록의 청량함을 우리에게 선사하듯이.
에너지가 넘치는 평온한 이들의 가슴은 이 신호등과 같으리라.
그림과 반대가 되는 컬러도 한 번 생각해보자.
당신은 어떠한가. 붉은 빛을 띤 채 말만 앞서는
초록 심장을 가지고 있어 게으르진 않은가?

초록색 성향을 지닌 사람들의 약점은 너무 평온한 나머지 잠이 많다는 사실이다. 그린색을 떠올리면 피톤치드를 발산하는 푸른 잎 울창한 나무숲을 떠올리게 된다. 그렇다. 그린타입의 당신은 스트레스나 불안감을 해소시켜주는 심리적 안정감을 주는 사람이다.

대학생일 때부터 매해 나를 찾아오던 고객이 한명 있었는데, 해를 거듭할수록 그녀는 어엿한 숙녀로, 사회생활을 하는 커리어 우먼으로 성장했고, 어느새 그녀에게선 노란 햇병아리의 이미지가 점차 사라지고 안정된 초록의 에너지가 강하게 느껴지기 시작했다.

1년 만에 다시 나를 찾아온 그녀에게 컬러코칭을 해주려는데 역시나 초록과 연한 민트 컬러를 이야기한다.

혹시 결혼했느냐는 내 말에 "네, 선생님. 저 5월에 결혼했어요. 작년에 보셨던 그 남자친구하구요. 하하하."

결혼을 한지는 얼마 안 되었지만 그 커플은 5년 이상을 사귀어왔다. 그래서인지 무척이나 안정된 컬러로 자리한 그들의 관계가 너무도 예쁘고 행복하게 느껴졌다.

"결혼하니 좋아요?"라는 내 질문에 "네~, 선생님도 빨리 결혼하세요."라고 그녀는 말했지만, 난 아마도 일과 결혼을 한 것 같다.

나는 사랑에 있어서는 현실감이 떨어지는 흰색 성향이기 때문에 항상 사랑보다는 일이 먼저다.

또 다른 경우도 있었다. 처음 보는 고객으로부터 강한 초록색의 에너지가 느껴져서 한마디 던졌다.

"혹시 결혼하셨나요?"

"네. 어떻게 아셨어요?"

"연애결혼이죠?"

"어머, 네."

오랜 연애기간을 거쳐 안정된 결혼생활을 하는 이들에게서 느낄 수 있는 빛깔은 싱그럽고 안정적인 나무숲 향기가 있는 초록색이다.

싱글임에도 불구하고 초록색의 성향을 가지고 있는 사람들 중에는 의외로 독신주의자가 많다. 초록색 타입의 이들은 혼자 있다는 것에서 평온함을 느낀다. 혼자 놀기의 달인이다.

어느 여름, 실연의 아픔이 있었을 때, 내게 언제나 좋은 글귀와 좋은 갤러리를 안내해주고, 공연을 보여주고, 책을 권해준 혼자 놀기의 달인인 골드미스 언니가 있다. 고객과 상담자의 인연으로 만나 지금은 언니, 동생하며 절친한 관계가 되었는데, 그녀에게도 진한 초록색이 존재한다.

그녀의 주변엔 그녀와 차 한 잔을 나누며 이야기를 즐기는 사람들이 무척 많은데, 이것은 모두 사람들에게 친절하고 감수성이 풍부한, 다른 사람을 이해해주는 능력이 탁월한 그녀의 성향 때문이다. 실제로 초록색의 성향이 강한 사람들은 사회에서 상담자로 활약하는 경우가 많다.

"싫은 일이지만 일단 객관적으로 생각해보고 참는다."는 파란색 계열의 사람들과는 달리 초록색 성향의 사람들은 "남을 위해 도움이 되고 싶다."는 심리가 마음속에 가득하기 때문에 어려운 상황의 사람들을 상담해 주는 것이 큰 스트레스가 되지 않는다.

그러한 에너지가 상대방에게 고스란히 전해지기 때문에 상담을 받은 사람들은 "고민을 털어 놓으니 속이 후련하다.", "고맙다."는 인사를 전하게 된다.

초록색 타입의 사람들은 상대방의 진정어린 감사 인사를 받으면 자신의 존재감을 인정받는 것에 매우 큰 만족감을 느끼며, 그것이 그들의 새로운 에너지가 된다.

하지만 평소에 초록색을 좋아하는 사람이 아니라, 최근 들어 갑자기 초록색을 선호하게 되었다면 주의해야 하며, 몸의 건강상태를 체크해 봐야 한다.

과로 또는 수면 부족으로 인한 피로가 원인이 되어 초록색에 끌리는 것일 수도 있다. 이럴 때는 좀 더 마음의 여유를 갖고 충분한 휴식을 취해야 한다.

나는 최근 들어 그린, 오렌지 계열에 부쩍 끌리는데, 그 이유는 정신적인 스트레스와 수면부족 때문이다. 이렇듯 컬러는 몸과 마음의 상태에 따라 선호도가 시시각각 변하기도 한다.

초록색 타입의 사람들은 상상력이 풍부하고 자기주장이 강하지만, 사물에 대한 판단력이 좋기 때문에 주변 친구들과도 잘 어울린다.

초록색은 자연세계에서 가장 지배적이며 탁월한 자연스러움을 지니고 있는 컬러이다. 빨간색은 초록색을 지닌 사람들의 성장에 도움을 주는 컬러로 재생, 치료, 생명력의 근원이 된다.

초록색 하면 대지에 씨앗을 뿌리면 힘차게 땅을 뚫고 뾰족하게 머리를 내미는 새싹을 떠올리면 된다. 그래서 초록색 타입의 사람은 의지력이 강하며, 기회와 찬스에 강하다. 또한 어떤 새로운 일에 있어서 자신감을 가지고 희망찬 출발을 하는 성향도 있다. 그렇기 때문에 방향을 잘 잡지 못하는 레드 타입의 사람들에게 초록색을 권하는 것이다.

타인의 부탁을 거절하지 못하는 초록색 타입의 당신, 이젠 당신만의 시간을 가져보길 바란다. 타인에게 도움을 주는 것으로 에너지를 얻는 것도 좋지만, 당신의 이야기도 가끔은 다른 이에게 전해야 한다. 생각이 많아 수면부족일 수 있으므로 세상에 하나밖에 없는 당신 자신의 신체를 소중히 여겨야 한다.

당신에겐 싱그러운 초록색도 좋지만, 보색인 빨간색이 좋으며, 자연계의 부드러운 석양인 오렌지컬러나 편안함을 주는 브라운 컬러가 도움이 된다.

이성적이지만 자기만의 틀을 가진 파란색

대체로 우리나라 사람들은 절반 이상이 파란색 성향을 가지고 있다. 아주 자연스럽게 파란색을 펼쳐 보고 있는 당신은 일에 중독되었을 수 있으며, 일로 인한 스트레스가 심각한 상황일 수 있다.

일을 해야만 하는 당신은 한 가정의 가장일 것이다. 여자라면 장녀일 것이고, 장녀가 아니더라도 가정을 이끌어가야 하는 상황의 사람일 것이다.

블루의 성향을 가지고 있는 사람은 자신도 모르게 남의 시선을 의식한다. "난 이런 책을 좋아해.", "난 이런 취미생활이 있어.", "난 이런 여자 친구가 있어.", "난 이런 남자친구가 있어." 등 자신이 정말 좋아서가 아니라, 남들에게 보이는 것에 치중하고 칭찬받기를 원한다. 왜일까?

블루를 좋아하는 사람들의 내면엔 자신만의 트라우마가

있다. 그 어느 누구나 트라우마가 있긴 하지만, 블루, 그것도 아주 어두운 남색에 가까운 딥블루의 성향을 가지고 있는 사람은 강한 트라우마를 가지고 있는 경우가 많다. 연한 스카이 블루를 좋아하는 사람은 비교적 가벼운 트라우마를 가지고 있지만, 아주 탁하고 어두운 딥블루를 좋아하는 사람이라면 벗어나기 어려운 트라우마를 안고 있을 가능성이 높다. 그와 같은 경우에는 트라우마라는 틀을 깨고 나오는 것 자체가 평생의 과제일 수 있다.

파란색을 좋아하는 이들은 예의가 바르고, 직장에서의 직책을 중시하며, 공무원과 같은 안정적인 직장을 선호한다. 그래서 블루를 좋아하는 사람들 중에는 학교 선생님이나 공무원이 많으며, 아이러니하게도 자신이 원하는 대학이나 전공을 선택하지 못한 채 일에 파묻혀 스트레스 속에서 살아가는 사람들이 많다.

예대를 가고 싶었지만 부모님의 기대를 저버릴 수 없고, 지금까지 내신 1등급을 유지해왔기 때문에 자신의 의사와는 상관없이 사회의 기준에 맞추어 경영대, 법대, 의대를 선택하는 것이 바로 블루 성향을 지닌 사람이다. 물론 모두에게 다 해당되는 것은 아니지만 결국 자신을 위한 삶에서 현실적으로 보이는 것에 치중해서 살아가는 이들이 많다는 것이다.

요즘 어떤 취미생활을 하고 있고, 어떤 베스트셀러 책을 읽고, 오늘 아침 기사를 보니 이것은 어떻고 저것은 어떻고, 내 여자친구는 이러저러하고, 내 남자친구의 직업은 무엇이고 등에 대한 이야기를 즐기는 당신은 파란색의 성향이 짙다. 당신이 좋아서가 아니라 남들이 좋아할 그 무언가를 찾아 당신은 오늘도 고군분투하고 있다. 한국인의 80%가 파란색을 선호한다는 통계는 우리가 얼마나 사회생활에 얽매여 살아가는지를 되돌아보게 한다.

파란색을 선호하게 되는 것은 대부분 천성적으로 타고난 성향 때문이 아니라, 주변 환경으로 인한 경우가 많다. 파란색이 마치 자신의 기본 컬러인양 인식되도록 자신만의 틀을 만들어 버린 것이다.

대부분의 부모들은 자신들의 관점에서 자녀를 교육시킨다. 아이들에게 "네가 그렇게 행동하면 엄마 아빠가 창피해.", "다른 사람들이 너를 어떻게 생각하겠니?" 하면서 주위의 시선을 의식하도록 길들인다. 물론 사회성을 길러주는 것이긴 하지만, 다른 각도에서 보면 자신의 내면을 억압하는 방식을 가르치는 셈이 된다.

파란색하면 뭔가 이성적이고 신뢰가 가며, 명석한 두뇌를 가지고 있을 것 같은 생각이 들지만, 너무 이성적이어서 상식에만 얽매이는 경향이 있다. 자신의 삶이 따로 없고, 타인의 평가에만 신경을 쓰기 때문에 자신의 본심을 숨기고 살아가게 되며, 스트레스를 많이 받는다. 가슴이 아닌 두뇌형이 많은 것이 블루 컬러로, 무언가를 할 때 항상 "내가 이걸 한다고 하면 부모님이 어떻게 생각하실까?"라는 생각부터 하는 것이 파란색 성향의 사람이다.

자칫 파란색의 성향이 너무 깊어져 마이너스로 갈 경우에는 권위적으로 변할 수 있으며, 자신의 생각에만 사로잡혀 모든 것을 판단한다. 그리고 그것이 정답이어야만 한다는 강박관념까지 갖게 되므로 각별히 주의하자.

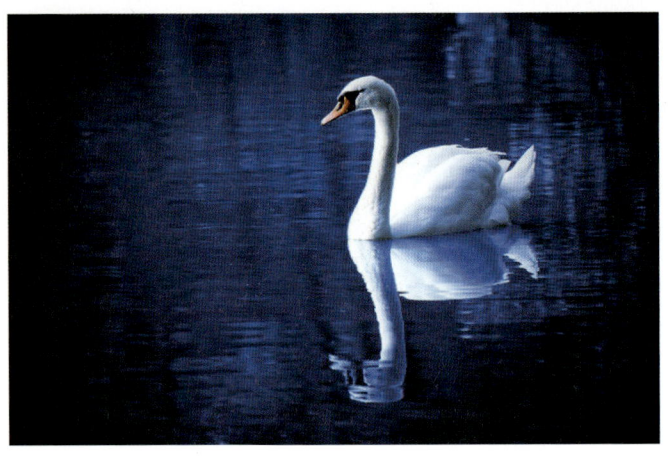

푸른 수면을 고요히 가르며 우아한 자태를 뽐내는 백조지만,
앞으로 가기 위해 발버둥치고 있는 물속의 두 발을 상상해 보라.

파란색 또는 남색을 좋아하는 이들은 깊은 바다에서 즐기는 스킨스쿠버를 좋아한다. 육지가 아닌 바다에서 자신만의 깊은 내면세계로 빠져들며, 푸른 바다 속에서 자신만이 즐길 수 있는 새로운 신비의 세상을 즐긴다.

파란색의 보색은 주황색이다. 그래서 그동안 겉으로 드러내지 못한 자신의 세계를 취미생활로 보상 받는 경우가 많으며, 내면에 잠재되어 있는 열정을 익스트림한 스포츠로 대신해서 모험을 즐기기도 한다.

블루타입 하면 7년 이상 알고 지내온 고객 한 분이 떠오르는데, 처음 보았을 때 그녀는 언뜻 보기에 밝고 경쾌한 옐로우와 민트계열의 느낌이 드는 31살의 전문 직장여성이었고, 해맑은 웃음이 오아시스와 같은 느낌을 주었다.

어느 날 그녀는 다른 사람에게 컬러테라피를 해주고 있는 내게 '저도요. 저도 좀 이야기하고 싶어요. 상담 좀 해주세요.'라는 무언의 메시지를 보냈다.

그녀와 상담을 하면서 나는 그녀에게서 강한 블루칼라를 발견했다. 나는 서슴없이 "컬러테라피를 받고 싶어 하는 것 같은데, 감당할 수 있어요?"라고 물었고, 그녀는 잔잔한 미소를 띠고 "네"라고 답했다.

왜 나도 모르게 감당할 수 있겠느냐는 말을 했던 했을까? 언제나 내게 밝은 모습만 보여줬던 그녀에게서 난 진하고 어두운 블루 컬러를 보았고, 그녀에게 있는 그대로 이야기를 해줬다. 그녀는 남을 따뜻하게 배려하고 이해하지만, 정작 자신의 속내는 접어둔 채 부모님과 주변 사람들이 원하는 삶을 살아왔다. 칭찬받기를 좋아하는 만큼 많은 사람들의 기대에 부응하기 위해 애써왔지만, 자신이 원했던 삶을 산 것은 아니었다. 난 좀 더 과감해지라고 조언했다. 주변에서 무슨 얘기를 하더라도, 자신이 정말로 하고 싶은 일을 하면서 살아가라고.

사실 사람들은 누군가와 마주했을 때 상대가 생각하는 것만큼 그 사람의 일에 관심이 없다. 때문에 남을 의식해서 자신의 행동을 억제하는 딥블루 성향의 사람들은 상대가 자신의 진심을 몰라준다는 생각 때문에 남모르게 외로움을 탄다.

그녀도 마찬가지로, 지금까지 알게 모르게 외로웠던 것이다. 그 누구와도 터놓고 진정성 있는 대화를 나눠보지 못했고, 그녀 스스로도 자신의 마음 깊은 곳을 들여다볼 시간을 갖지 못했기 때문에 심리 상담을 받으며 하염없이 눈물을 흘린 것이다.

소통과 교감은 정신 건강에 있어 무척 중요하다. 아무리 인터넷이 발달하고 교류 문화가 활발해져도 무슨 말이든 할 수 있는 진정한 친구가 없다면 금세 허물어지는 모래성과 같다. 결국 딥블루 성향의 사람에게 필요한 것은 꽁꽁 싸맨 자신의 내면을 드러내어 살펴보고, 자신이 하고 싶은 것을 타인 때문에 포기할 것이 아니라, 주저하지 않고 과감하게 시도하는 것이다.

블루를 선택한 당신에게 나는 말하고 싶다. 이젠 당신의 삶을 살라고. 정작 자신의 에너지는 차갑게 식어가고 있는데, 이것저것 주변에 신경 쓰면서 당신 인생을 허비하지 말라고.

파란색을 좋아하는 당신은 얼마든지 자유로울 수 있다. 무언가를 표현할 수 있는 레드를 섞어보자. 신비한 보라색이 틀에 박힌 당신의 영혼을 얼마든지 자유롭게 해줄 수 있다는 것을 기억하자.

 지금 당장 책을 잠시 접어두고 블루 하면 떠오르는 것들을 적어보자. 그리고 나 자신이 아닌 또 다른 누군가가 떠오른다면 그의 이름을 적어도 좋다. 그리고 잠시 자유로워지길 바란다. 필자가 말하고 있는 블루에 대해 당신은 얼마만큼 공감하고 있는가. 공감한다면 자신의 틀을 부숴버릴 수 있는 그 무언가를 찾아보자.

 일상의 탈출이 아닌, 진정한 당신 자신을 찾기 위한 그것은 무엇일까? 명상하고, 책 읽고, 남들 모두 다 하는 그런 고상한 취미생활 말고, 좀 더 몸을 움직이고, 좀 더 많이 웃을 수 있는 그런 취미 생활을 권하고 싶다.

 마음 저 깊은 곳에서 갈구하는 것을 찾아 움직이고, 말하고, 표현하라. 진정한 당신의 삶을 위해 그동안 타인의 시선을 의식하며 살아온 당신의 고집스럽고 딱딱한 껍데기를 깨고 밖으로 나와라.

블루타입의 당신, 생각을 좀 더 단순하게 하고, 그 단순한 생각마저도 타인의 시선을 의식하지 말고 온전히 당신 자신만을 위해 해야 한다. 정적인 취미생활보다는 동적인 취미생활을 권하며, 속옷이나 의류, 작은 소품을 살 때도 오렌지색이나 노란색 계열의 것을 구매하면 좋다. 또한 간접적인 표현보다는 상대와 직접 눈을 마주치고 대화를 해야 한다. 형식적인 선물이 아닌, 문득 떠오르는 작은 그 무엇이라도 부끄럼 없이 전달할 수 있어야 한다. 파란색 타입의 당신에게건 보색인 오렌지컬러가 긍정적이고 활동적인 에너지를 준다는 걸 기억하자.

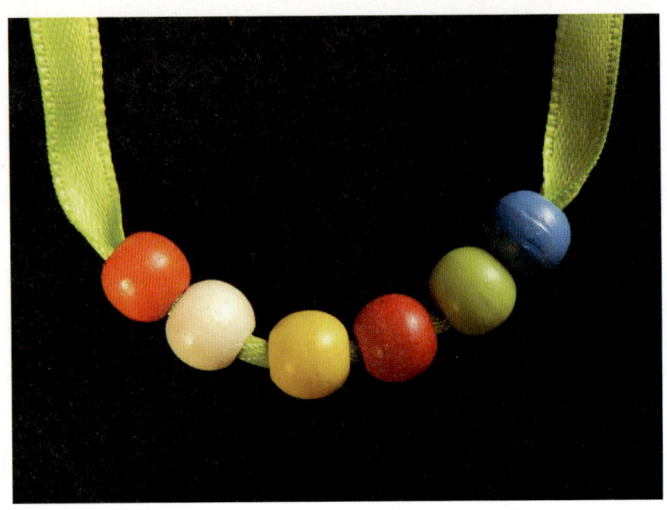

구슬이 서말이라도 꿰어야 보배라는 속담이 있다.
우리 자신이 아무리 좋은 보석이라 하더라도
함께 어우러지는 연결성이 있어야 완성된다.
삶 또한 그렇다. 다양한 인간관계의 끈을 놓은 채로
살아갈 수는 없다.
사람은 다양하다.
눈에 보이는 그 사람의 컬러가 전부는 아니다.
사람의 성격과 성향도 어떠한 위치와 상황,
관계에 따라 이중성을 보이듯,
컬러 역시 여러 상황과 관계에 따라
그 느낌과 의미가 달라질 수 있다.
성장하는 삶에 있어서 인간은 스스로 투명함을 되찾기 위해
보색을 선택한다.

예술적 감각이 뛰어난 신비한 보라색

보라색을 좋아하는 사람은 눈에 보이는 현실적인 감각보다는 눈에 보이지 않는 무형적인 것에 대한 감각이 뛰어난 섬세하고 매력적인 사람이다.

이들은 대개 자존심이 강하고 감수성이 뛰어나기 때문에 눈에 보이지 않는 신비한 것에 빠지거나, 이론적으로 판단하고 논할 수 없는 도박이나 승부, 혹은 사람, 앞으로 일어날 상황 등에 대해 직감을 발휘하는 뛰어난 능력의 소유자가 많다.

단체 생활보다는 나 자신의 개성을 중시하고, 자신만의 감성을 소중하게 여기는 경향이 있어서 개인적인 행동이나 개인 플레이를 좋아하며, 그것을 맘 편하게 느낀다.

"남에게 내가 어떻게 보일까."에 대한 것은 신경조차 쓰지 않으며, "나는 나, 너는 너"라고 분명하게 구분한다. 개인주의적인 사고가 강해서 굳이 상대에게 자신을 이해시키려고 하지도 않는다.

보라색을 좋아하는 사람들은 자기 자신이 무척이나 특별한 존재라고 생각하는 경우가 많으며, 진한 바이올렛색의 성향이 있는 이들은 영적인 감각이 뛰어나다.

이처럼 보라색을 좋아하는 이들은 대체로 감수성이 풍부하고 직관력이 뛰어나지만, 너무 예민해서 신경질적인 경우가 많으며, 자만심이 강하다. 심신이 고단할 때 우리는 무의식중에 보라색을 찾게 되는데, 보라색의 성향이 너무 강해져서 자칫 스트레스가 쌓이지 않도록 주의하길 바란다.

파란색과 빨간색을 혼합한 색이 보라색으로, 정열적인 빨강의 야생성과 고독한 파랑의 불안감, 이 두 가지 색을 혼합한 보라의 불안정한 성향은 보색인 노란색으로 균형을 맞춰주면 좋다.

보라색을 좋아하는 자체는 회복에 대한 강한 의지를 나타내는 것으로, 파란색의 성향인 이성적 사고나 잠재된 능력, 타인에게 보이는 것에 대한 두려움, 칭찬 받고 싶어 하는 성장의 고통을 빨간색 성향으로 분출해나간다. 빨간색은 적극적이고, 무언가에 대한 열정을 뜻하기 때문에 빨강과 파랑의 절묘한 조합인 보라는 가히 환상적이라고 말할 수 있다.

빨간색의 성향이 좀 더 강한 자줏빛 보라색은 자신의 것을 과시하려는 열정은 강하지만 다소 천박해보일 수 있으며, 파란색의 성향이 좀 더 강한 청보라색은 내면의 소리에 귀를 기울이는 고충이 많은 예술가들에게서 주로 나타난다.

움직이는 무형적 예술을 하는 무용수와 오케스트라를 지휘하는 지휘자를 자줏빛으로 떠올리면 이해가 쉽다. 물론 무용을 하는 이들이 천박해 보인다는 뜻은 아니다. 좀 더 적극적인 레드성향이 있다는 것에 대한 이해를 돕는 예일 뿐이다. 머리를 쓰는 예술을 하는 음악가, 성악가, 화가 등의 절대적 감각을 과학적으로 증명할 수는 없으며, 보라색 성향의 사람들에 대해 뭐라고 딱 꼬집어 표현하기는 어렵고, 다만 그들의 정신적 영역이 남들보다 뛰어나다는 것만 말할 수 있을 뿐이다.

　인도의 원네스에서는 육체적, 정신적 깨달음으로 하나가 됨을 표현하는 색을 보라색으로 본다. 다양한 색채를 통해 그들의 감성을 그림으로 그리는 사람, 글로써 자신이 가지고 있는 지적 느낌을 표현하는 사람, 음악으로 강, 약, 슬픔, 사랑, 평온함, 행복, 즐거움, 두려움의 감정을 전달하는 사람 등, 예술인들에겐 우리가 감히 따라할 수 없는 능력이 있으며, 그들은 우리에게 많은 깨달음을 준다.

　우리는 서로 다른 삶을 살아가지만, 예술을 통해 서로 교감할 수 있다. 사랑은 시로, 음악으로, 노래로, 그림으로 표현되며, 순수한 예술이 우리의 삶을 더욱 풍성하게 만든다.

　보라색 성향의 사람들에게는 보색인 녹황색의 노란색 성향 또한 존재한다. 그래서 보라색 성향의 사람들에게는 노란색의 순수함이 느껴진다.

보라색 타입의 당신, 보라색의 성향이 너무 강해져서 자칫 스트레스가 쌓일 우려가 있다. 자기 자신은 특별하다는 강한 자부심이 자만으로 이어질 수 있다는 점에 주의해야 한다. 감수성이 예민한 당신은 좀 더 마음을 안정시키고, 보다 유연한 생각을 갖기 위해 노력하길 바란다. 당신의 지친 영혼이 휴식을 취할 수 있도록 노란색을 일상에 적용하면 좋으며, 상큼한 레몬차 한잔의 여유를 갖거나 작은 것에서 느낄 수 있는 행복을 찾아보자.

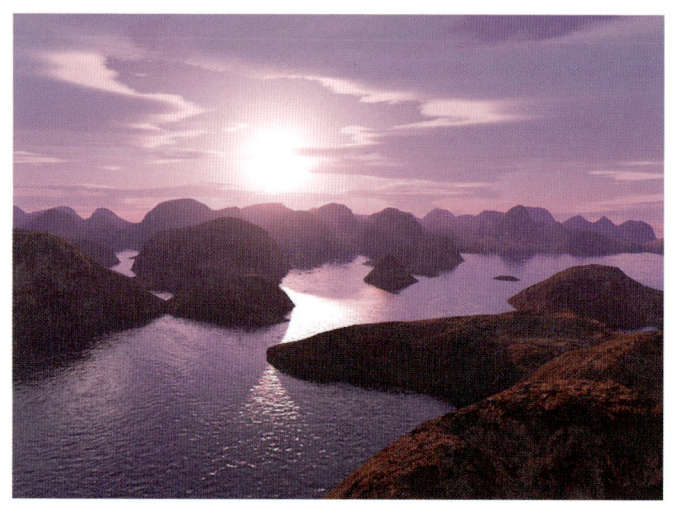

푸른 바다와 푸른 하늘, 붉은 태양이 만나 오묘한
보랏빛을 띠고 있다.
노란 대지와 하얀 구름도 잠시 숨죽인 채
아름다운 빛을 머금는다.
자연이 하나가 되는 순간 이렇듯 보랏빛이 감돈다.
당신의 마음도 보랏빛으로 물들면
이렇게 세상과 하나가 된다.

잘하던 일도 멍석 깔아주면 숨어버리는 핑크색

핑크하면 나는 팅커벨이 떠오른다. 소녀 같고, 꾸밈이 없고, 수줍음이 있고, 아무리 변덕스럽게 "싫어, 좋아."를 반복해도 밉지 않은 팅커벨.

핑크에도 다양한 컬러가 있는데, 그 농도에 따라 핫핑크, 베이비핑크, 산호핑크 등 다양하며, 그 성격 또한 다양하다.

거의 흰색에 가까운 연한 핑크의 성향이 있는 사람은 어머니의 사랑을 떠올리면 좋다. 요즘은 연상연하 커플이 무척이나 많은데, 여자 친구를 떠올리는데 있어서 흰색에 가까운 연한 핑크계열을 지목하는 남성들은 연상의 여자를 좋아한다. 그래서 대개의 연하남들은 자신의 여자 친구가 엄마와 같은 따뜻함을 갖길 원하며, 마마보이들은 대체적으로 연상녀를 좋아한다. 자신의 어머니에게서 벗어나려고 하면서도 결국은 엄마처럼 모든 걸 다 배려해 줄 수 있는 평화로움을 지닌, 자신에게 행복을 줄 수 있는 여자를 원하는 것이다.
 위에서 말했듯이 연한 핑크의 성향이 있는 사람은 다소 엄마처럼 상대를 평화롭고 행복하게 해주는 따뜻함이 있다. 단체적인 사교성이 뛰어난 주황색과는 달리 핑크색의 성향이 있는 이들은 개별적인 사교성이 많으며, 한사람, 한사람 일대일로 마주하고 카운셀링을 해주는 이들이 많다.
 핑크의 성향이 있는 사람은 매우 섬세하며, 무척 따뜻하고 세심한 성격의 소유자다. "사랑하고 싶다.", "남을 돌봐주고 싶다."는 심리도 강하지만, 반면에 자신도 "사랑을 받고 싶다."는 소망을 무의식중에 가지고 있다. 또한 핑크의 성향이 있는 사람은 정이 많고 남을 배려할 줄 아는 성격의 소유자이다. 그래서 늘 상냥하고 매력적인 사람이 되고자 노력한다.
 특히 파스텔톤의 연핑크 성향이 있는 사람은 어머니와 같은 온화한 성격을 지녔고, 짙은 핫핑크의 성향이 있는 사람은 요정 팅커벨과 같은 변덕과 어린아이와 같은 기질을 가지고 있으며, 정열적이고 강한 성품도 지니고 있다.

내가 아닌 다른 누군가를 배려한다는 것은 어쩌면 자기 자신에게는 고달픈 일이며, 상대의 모든 것을 진심으로 받아들이는 성향으로 인해 상처받기 쉽다.

핑크의 성향이 있는 사람은 이상이나 꿈을 추구하는 경향이 있으며, 사람이 무언가를 동경할 때 이 컬러가 나타난다.

말로는 "외로운 게 좋아."라고 하면서도 핑크색 성향의 사람들은 "나는 외로워. 누군가의 도움이 필요해."라는 짜증 섞인 투정을 부리기도 하는데, 이젠 꿈과 이상만 쫓는 소녀적 감상을 버리고 고통과 싸움이 끊이지 않는 현실을 돌아볼 필요가 있다.

핑크타입의 당신, 때때로 지나친 관심과 사랑, 배려가 집착으로 변할 수도 있다는 점을 주의해야 한다. 당신은 좀 더 현실성을 높여주는 파란색을 활용하면 도움이 된다.

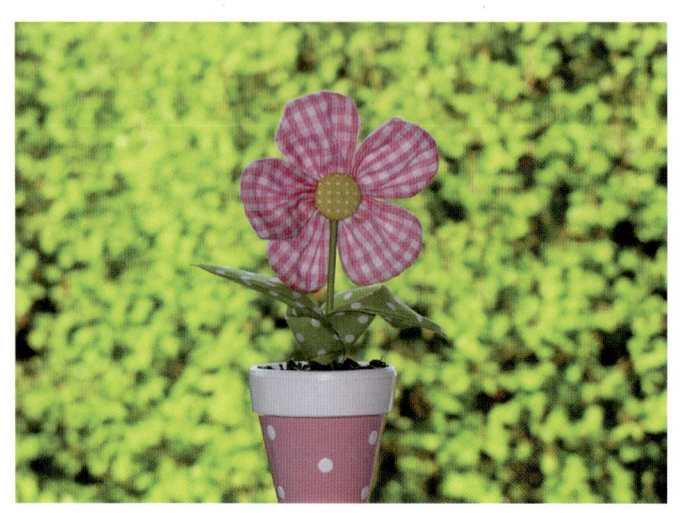

핑크도 여러 성향이 있지만, 보통의 핑크 이미지는 이렇다.
사랑스럽고, 귀엽고, 보호해주고 싶은,
하지만 자신의 맘에 안 들면 떼쓰고 운다.
호기심이 많아서 이것저것 관심도 많지만,
정말 무언가를 좋아하게 되면 그것에 푹 빠져버린다.
소녀는 감성도 풍부하고 섬세하지만,
현실적 감각이 떨어진다.
이제 과감히 어린 소녀적 감상은 떨쳐내고
현실로 뛰어들어야 한다.

소리 없이 다 내어주는 땅과 같은 갈색

　브라운은 검붉은 빛인 땅의 컬러다.
　"남자는 하늘, 여자는 땅"이라는 말처럼, 남자는 푸른색에 가깝고 여자는 붉은색에 가깝다.
　우리는 흔히 남자들이 단순하다고 말하지만, 사실 남자들이 더 많은 생각을 하며, 여자들은 자기가 하고 싶은 말은 다 해버리는 경우가 많다. 그래서 남녀가 이별을 하면 남자는 자신이 실천하지 못한 것에 대한 후회를 하고, 여자는 자기가 해서는 안 될 말을 한 것을 후회한다고 한다.
　갈색 타입에 대해 이야기하면서 왜 뜬금없이 남자는 블루고 여자는 레드라는 말을 하는지 당신은 궁금할 것이다. 그것은 갈색이 어머니의 컬러이기 때문이다. 여자의 색인 레드에 검정색과 노란색을 약간만 섞어보자. 그러면 갈색이 된다.
　대지의 컬러가 갈색이듯이 하나의 생명을 잉태하고, 성장하게 하고, 자신에게 있는 에너지를 온전히 다 내어 주는 그런 맹목적인 사랑이 있는 컬러가 바로 갈색이다.

나는 갈색이라고 하면 내게 아바타를 가르쳐준 조성호 원장이 떠오른다. 그는 남자다. 그는 어떠한 욕심도 없고, 이득 따위는 생각지도 않으며, 자신이 리더가 되는 것을 바라지도 않는다.

누군가를 성장하게 하고, 인성을 가르치고, 제자가 잘하는 모습을 지켜보는 것만으로도 흐뭇해하는 그로 인해 사람들은 행복감을 맛본다.

갈색타입의 사람들을 잘 살펴보면 자신의 페이스를 중시하는 경향이 강하다. 갈색 컬러는 그래서 즐겁고 재미있는 강의보다는 다소 지루하게 여겨지더라도 좀 더 장기적인 목적을 가지고 강의 계획을 세우는 견실한 교수님들에게 많이 느껴진다.

한 예로 중국학을 가르치던 교수님이 계셨는데, 다른 학생들은 교수님의 강의를 매우 지루하다고 했지만, 나는 교수님의 진지한 강의가 무척 좋았고, 교수님의 얘기를 계속 듣고 있으면 따뜻함이 느껴졌다. 그래서일까? 다른 친구들은 학점이 짠 교수님이라는 말들을 많이 했지만, 교수님의 강의를 감명 깊게 들었던 나는 다행히도 A^+를 받았다.

이심전심이랄까. 학부에서 중국어도 가르치셨던 그 교수님은 어느 날 내게 "자네가 원한다면 내 다른 강의를 언제든지 와서 들어도 좋네."라고 하셨다.

상대성 논리는 사람관계에 가장 많이 적용된다. 교수님에 대한 내 좋은 에너지가 그대로 전달이 되었기 때문에 언제나 무표정이던 교수님도 내겐 활짝 웃어 주셨고, 궁금한 것에 대해 질문을 하면 흔쾌히 교수님이 알고 있는 지식 모두를 나눠 주셨다.

솔직히 중국학을 논하는 교수님이 심리학을 전공하셨다면 더욱 좋지 않았을까 하는 생각이 들어 "교수님은 심리학이 더 잘 어울리세요." 라는 말씀을 드리자, 교수님은 그것은 자신도 후회하는 부분이라고 말씀하시며 지난 유학시절에 대한 이야기를 해주시곤 했다.

　갈색 타입의 사람들은 창조력을 가지고 있다. 그래서 타인에게 자신의 존재가치를 실현하게 해주는 성장의 힘을 주는 이들이 많다. 그렇기 때문에 나 또한 내게 훌륭한 가르침을 주었던 두 분의 스승을 떠올리는 것이다.

　내게 가르침을 주었던 두 분은 내게 견실하고 안정적인 사고와 더불어 다른 이들이 볼 수 없는 새로운 명상과 심리의 세계를 알게 해주었다.

　하지만 갈색 타입의 사람들은 그의 무한한 에너지를 나눠주기만 함으로서 본인 스스로는 고독감에 빠질 때가 종종 있다. 가끔은 지나치게 현실적인 면에 치중하기 때문에 사소한 것에 얽매여 자신의 세계를 좁히는 우를 범하기도 한다. 상대에 대한 헌신으로 인해 자신의 욕구를 억누르다 보니 스트레스가 쌓이기 일쑤인 것이다.

　대지의 푸르름을 위해 무한한 창조적 에너지를 써야 하는 대지처럼 자신의 것을 모두 다 내어주는 사람이 갈색 성향의 사람이다. 땅은 말이 없다. 많은 것을 창조하고 변화시키지만 모두가 그 공을 제대로 알아주지 않는다. 그래서 고독하다.

갈색 타입의 사람은 매우 검소하다. 장기적인 계획이나 저축 계획을 잘 세우는 사람들이 많으며, 아무리 승산이 높은 일일지라도 위험을 피해 행동하며, 꿈과 이상보다는 현실을 직시하는 경우가 많다. 다소 실용적인 성향을 가지고 있는 사람이라고 말할 수도 있겠다.

나름대로 분명한 사고를 지니고 있고, 여유롭고 차분하며, 온화한 느낌을 주기 때문에 주위를 안심시킨다. 주관이 뚜렷하고, 일관성이 있으며, 책임감 또한 강해서 타인의 신뢰가 두터운 편인데, 타인의 신뢰를 무척 자랑스러워하는 마음 또한 강하다.

갈색 성향을 가진 당신, 자신의 페이스를 지키려는 마음이 강하기 때문에 보수적으로 비춰지기 쉽고, 고리타분한 면이 있어 다소 지루한 존재로 여겨질 수도 있으므로 좀 더 사교적이 되도록 노력해야 한다.

노란색이나 연한 분홍색으로 코디하거나 핸드폰 케이스와 같은 작은 소품을 이용하는 것도 좋으며, 당신 스스로 보수적인 성향에서 벗어나 좀 더 화려한 시간들을 보낼 수 있도록 마음의 문을 열고 타인에게 먼저 다가가야 한다.

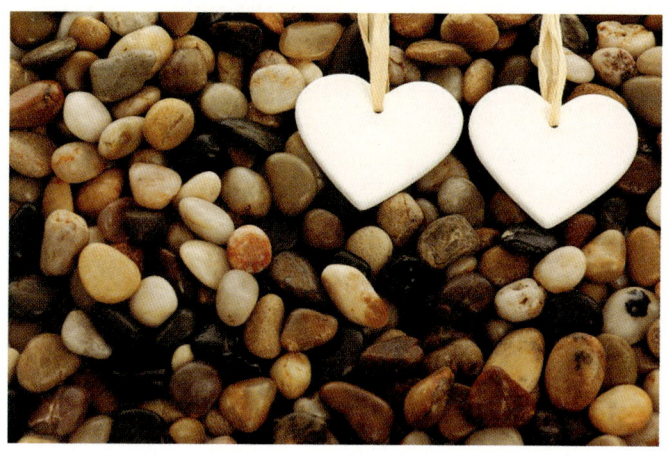

돌의 색깔은 변하지 않지만, 그 모양은 점점 변해간다.
크고 울퉁불퉁하던 것들이 시간이 지나고
많은 경험이 쌓이면 동글동글 성장해 간다.
갈색을 품고 있는 이들은 이 동글동글한 꼬마돌처럼
마음 또한 동글동글하다.
돌의 기본 성향이 그렇듯 너무 단단해서
사람들은 당신의 마음을 잘 알아채지 못한다.
사진 속 돌의 갈색 빛깔을 보고 있노라면 마음이 편안해진다.
다만 돌의 성분이 너무 단단하기 때문에
당신의 진정한 마음이 상대에게 차갑게 느껴질 수 있다.
이제 당신의 마음속에 오염되지 않은
하얀 사랑도 있다는 걸 보여주자.

진지하고 성실하지만 욕망이 없는 회색

　강한 블랙도 아니고, 밝은 빛의 컬러인 흰색도 아닌 회색. 그래서 왠지 우유부단하게 느껴지는 회색 성향의 사람들은 대부분 매사에 신중하고, 어떠한 사물이든 쉽게 지나치지 못하고 집중해서 바라보는 경향이 있으며, 희생적이다. 다 타버린 재를 떠올리면 이해가 쉽다.
　회색의 성향을 지닌 사람을 떠올리면 난 스님이 생각난다. 의복의 색상 때문이라기보다 스님들의 이미지가 회색의 의미와 무척 잘 맞아떨어진다. 회색의 성향을 지닌 사람들 중에는 매우 진지하고 성실한 사람이 많다. 자기주장을 내세우기보다는 상대의 의견에 맞추려고 노력하는 사람이 많으며, 결국 자신의 생각이나 욕망을 억누르는 경우가 많다.
　회색하면 떠오르는 사람이 있는데, 어느 출판사의 대머리 총각 편집장님이다.

정말 재미있는 건 회색 성향을 가지고 있는 사람들은 육체적으로 노력하고 표현하는 일보다는 조용히 두뇌를 이용해서 하는 일, 즉 문장이나 데이터 등을 편집하는 일이 적성에 맞는다.

나이는 두 살밖에 차이 나지 않지만, 그의 민둥머리로 인해 나와는 상당히 나이 차이가 나보였는데, 내 안에 꿈틀대던 노란빛 장난기로 "삼촌, 삼촌"하고 부르며 웃는데도 그는 아무렇지도 않은 듯 잘 참아냈다. 지금 생각해보니 인내심의 종결자라는 생각이 든다.

그 민둥오라버님을 보고 있으면 무언가 무기력해 보인다. 애인이 없어서일 수도 있고, 자기 스스로도 깨닫지 못하는 사이에 지나치게 자아를 억제하며 살아와서일지도 모르지만 술을 마시면 노이로제 증세가 나타나기도 하는 것을 보며 "너무 참지 말라."고 말해주고 싶었다.

회색의 성향이 강한 그분을 가만히 떠올려보면 편집장이라는 자리보다는 집필에 전념하면 좋을 것 같다는 느낌이 든다. 아마도 회색타입의 사람들 스스로는 아니라고 말하겠지만, 그들은 정이 많다. 회색 성향을 가지고 있는 사람들 대부분이 그렇듯이 정이 많은 게 강점이자 약점이다.

민둥오라버님은 명절 때면 객지 생활하는 친한 후배들을 집으로 불러들여 따뜻한 밥 한 끼를 챙겨주는 사람으로, 요즘 세상에 보기 드물게 사랑을 나누는 삶을 지향하고 있다.

회색 성향을 가지고 있는 사람들은 금전적으로 여유가 없는 빠듯한 삶을 살지라도 불쌍한 사람이 있으면 그냥 지나치지 못하고 도와주는 인정스러움이 있다.

그들은 누구에게나 인정받고 모든 사람들에게 사랑받을 수 있음에도 불구하고 참 겸손하다. 이런 성격은 누구에게나 이상적이지만, 때론 물러섬이 없기 때문에 고집스럽게 보이기도 한다. 하지만 워낙 무던한 컬러 성향으로 인해 타인과의 마찰은 적은 편이다.

조금은 끊고 맺는 것을 확실히 해줄 필요가 있다. 그저 당신 자신이 모든 것을 다 희생한다고 해서 세상이 편해지지 않는다는 것을 알고 처신하면 도움이 될 것이다.

회색의 성향을 가진 당신, 너무 참거나 신중을 기하느라 어떤 중요한 결정이 있을 때 다른 사람의 의견을 따르기 쉽다. 당신에게는 스스로 개척해 나가려는 의지가 필요하며, 원색 컬러로 에너지를 채우고 즐겁게 일에 임하는 것이 좋다. 무채색인 흰색이나, 회색, 검정의 성향이 있는 이들은 가급적 따뜻한 계열의 원색을 가까이 하면 자신을 표현하는데 도움이 된다.

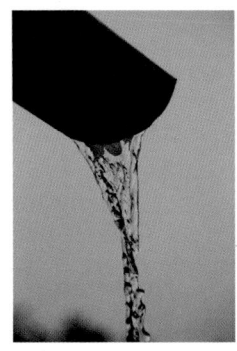

붉은 태양이 빛을 숨기면 세상은 온통 회색빛이 된다.
투명한 물줄기의 청량함도,
파이프 끝에 걸린 노란색? 분홍색? 빨간색일지 모를 꽃잎도,
밝은 태양이 몸을 숨기면, 어느새 당신의 마음속엔
어두운 두려움의 그림자가 드리워진다.
당신의 심장이 지금 이런 회색빛이라면
붉은 생명력을 불어넣어 보자.
다시금 청량한 물줄기와 파이프 끝자락에 있는
꽃잎의 컬러를 가슴에 담아보자.
당신은 살아 숨 쉬고 있다는 걸 깨달아야 한다.

완벽하지만 자기만의 세상에 갇혀 사는 검정색

검정색 하면 가장 먼저 떠오르는 사람이 있는데, 바로 유명 여배우 최진실이다. 그녀가 자신의 의지로 생명줄을 놓아버려서일까? 블랙의 성향을 가지고 있는 사람들을 잘 살펴보면 뭔가 우울하다.

블랙타입의 사람은 무척 세련되고 세상의 모든 걸 다 가지고 있는 것 같지만, 뭔지 알 수 없는 베일에 감춰진 듯한 느낌인 사람이 많다.

심한 우울증이 있거나, 시련의 아픔이 있거나, 강해보이고 싶어 하지만 그의 이면에는 자신의 나약함을 감추려는 성향이 숨어있다.

심리 상담을 해오는 이들은 대개 검정색 성향이 크게 자리 잡고 있다.

어느 날 친분이 있는 누군가가 자신의 조카에 대한 상담을 해온 적이 있다. 고등학교 1학년인 그 아이를 처음엔 그냥 어린아이처럼만 생각했는데, 그 아인 일반 아이들과 달랐다. 분명히 밝고 명랑한 노란색의 성향이 있는 아이임에도 불구하고 어두운 검은색의 기운이 온통 그 아이를 휘감고 있었다.

왜일까?

나는 어린아이들을 좋아한다. 그들에게는 순수함과 희망, 그리고 사랑이 넘쳐나기 때문인데 이 여학생은 달랐다.

그 아이에 대해 좀 더 많이 알고 싶었기 때문에 나는 반신반의하며 아이에게 내 연락처를 알려주었다. 나는 아이에게 아침마다 떠오르는 컬러를 문자로 보내달라고 했는데, 아이는 약속을 정말 잘 지켰다.

핸드폰 문자만으로는 성에 차질 않아 아이를 만나 대화를 나눠야겠다고 마음을 먹고, 아이를 만나기 시작했다. 처음에는 쉽게 마음을 열지 않더니 조금 시간이 지나자 자신의 이야기를 하기 시작했다.

문제는 어른들의 욕심이었다. 부모와의 대화 부족으로 아이는 애정결핍 상태에 놓여 있었고, 그 스트레스를 먹는 것으로 풀고 있었다. 스트레스로 인해 피부에 아토피 질환이 생겼는데도 아이의 부모는 자식의 피부상태도 제대로 파악하지 못하고 있었다. 자녀에게 부모의 무관심보다 더한 고통은 없다.

  아이는 심하게 배가 불러오도록 과식을 하고, 눈두덩에 퍼진 아토피 증상으로 자꾸 눈썹 부위를 심하게 긁어댔으며, 대화할 상대가 없었기 때문에 인형과 대화를 나누고 있었다.

  아이는 일반 또래의 아이들에 비해 놀라울 만큼 자아가 성숙되어 있었지만, 그와는 별개로 주변의 따뜻한 말이나 관심을 필요로 하고 있었다.

  밝고 명랑한 성격을 지니고 있었지만, 어른들의 강한 성향으로 인해 아이와의 대화 채널이 막혀버린 것이다. 세 시간 정도 대화를 하고 나자, 아이는 본인의 이야기를 부모님께 자신 있게 표현해야 한다는 나의 바람을 잘 이해할 수 있다고 했다.

상담을 한지 몇 달이 지난 어느 날, 상큼한 문자 하나가 배달되었다. "언니 저 이제 병원 안 가요. 공부에만 전념하기로 했어요." 라며, 지금은 고3이 되어 수능시험 준비를 하고 있고, 언니가 너무 보고 싶다는 메시지와 함께 남자친구가 생겼다는 희소식을 내게 안겼는데, 변화된 그 아이의 기분 좋은 무지갯빛 에너지가 내게 전해져 왔다.
　자신의 사고나 주체성을 강하게 관철시키려는 블랙의 성향은 온데간데없이 사라지고, 아이는 주위의 의견을 잘 받아들이고 있었다. 강한 억압이나 권위에 눌려있던 모습이 더 이상 보이지 않는다는데 나는 안도했고, 짧은 만남이었지만 자신이 신뢰하는 사람 이외에는 아무도 믿지 않으려고 하던 그 아이의 마음이 밝게 열렸다는 것에 감사할 뿐이었다.
　블랙 컬러인 사람들은 독단적인 행동을 하거나, 노골적으로 타인을 신뢰하지 않는다는 성향을 드러내는 경우가 많은데, 표면상으로는 받아들이는 척 하면서도 속으로는 거절하는 이

중인격적인 모습이 간혹 보인다. 사람은 누구나 다 이중인격적인 면을 가지고 있긴 하지만, 블랙의 성향을 지닌 사람들은 그 정도가 더욱 심하다.

나를 찾아오는 사람들 중에 블랙의 성향을 가지고 있는 사람들은 대부분 이면에 다른 컬러가 있음에도 불구하고 절대적으로 블랙의 지배를 받고 있는 경우가 많았는데, 이들은 강한 정신력으로 무장하고 있지만, 사교성이 많이 부족하다. 블랙의 성향이 짙은 사람들은 자신의 개성이나 장점을 블랙으로 가려 버리기 때문에 자유로운 감정이 결여되어 정서가 불안하고 압박감을 느끼는 경우가 많다.

검정색 성향을 가진 이들 중 유독 생각나는 사람이 있는데, 그녀는 짙은 블랙의 영향력으로 인해 자신이 가지고 있는 레드와 오렌지 계열을 제대로 활용하지 못하고 있었다. 서점을 운영하고 있는 그녀에게 뭘 하든 좀 더 큰 소리로 이야기하고, 가끔 소리지르고 싶다면 어디든 올라가 미친 듯이 소리도 지르고 마음껏 크게 웃으라고 했다. 그랬더니 그녀가 크게 소리 내어 웃기 시작했다.

처음엔 나를 경계하는 눈빛이 역력했던 그녀는 2주 후에 다시 만났을 때 환하게 미소를 짓고 있었다. 나는 그녀에게 여행을 다녀오면 좋겠다는 생각을 전달했고, 그녀가 안 그래도 떠나고 싶었다고 말하기에, 오렌지 컬러의 옷을 입으면 어떻겠냐고 했더니, 그녀는 오렌지색 계열의 옷이 하나도 없다고 했다. 나는 지금부터라도 화려한 컬러의 옷을 입으면 좋겠다고 그녀를 부추겼다. 단 한 번도 비비드 컬러의 옷을 사 본 적이 없다던 그녀가 이제는 내게 자신을 위해 원색의 옷을 사고, 자신을 위한 여행을 떠나겠다고 한다.

블랙타입의 사람들은 감정 표출을 극도로 자제하는 경우가 많으며, 다른 사람의 간섭을 싫어한다. 하지만 진심은 통하기 마련이다. 신뢰를 통해 교감대가 형성되면 옷감에 물이 스미듯 자연스러운 대화가 가능하다.

검정색 성향을 가진 당신, 남을 다룰 줄 아는 능력은 있지만 당신 자신에게 있어서 명랑 솔직한 면은 결여되어 있다. 블랙 자체는 고급스럽지만 심리적으로 위압감을 준다는 점을 고려해야 한다. 점잖고 강해보이는 것도 중요하지만 좀 더 마음의 문을 열고 자신의 개성을 살리는 것이 중요하다. 밝고 따뜻한 계열의 오렌지, 핑크, 노랑 등의 컬러가 도움이 된다.

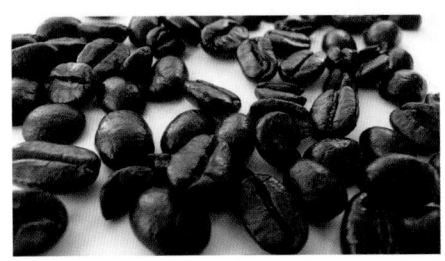

잘 볶아낸 까만 커피원두를 보면 참 고맙다.
우리의 삶도 커피원두 같다는 이치를 깨닫게 해준다.
원두는 까맣게 타들어 가도록 골고루 잘 볶아야지만
맛과 향이 신선한 원두커피가 된다.
우리의 삶도 그러하다.
너무 오래 볶거나, 볶은 채로 오래두면 맛도 향기도 좋지 않다.
먹기 싫어서 뱉어낼 것이다.
갓 볶아낸 원두에 더욱 깊고 진한 향기가 배어 있듯이
사람 또한 자신을 너무 오래 가두어 둔 채로
들들 볶지 않아야 한다.

이상과 현실 속에서 방황하는 하얀색

화이트하면 쉽게 떠오르는 것이 순수, 신성함, 영적인 성장 등이다. 흰색은 무지갯빛의 7컬러로 구성되어 있으며, 영혼의 순수함과 깨끗함을 상징한다. 하지만, 나의 해석은 좀 다르다. 흰색의 성향이 강한 사람은 완벽주의를 추구하는 욕심쟁이다.

빛의 모든 스펙트럼을 섞으면 흰색이 된다. 우리는 태양이라고 하면 붉은 태양을 떠올리지만 사실 태양은 무척이나 밝은 흰색이다. 밤하늘의 별이 하얗게 반짝이는 것을 떠올린다면 이해가 쉽다. 그렇다면 왜 흰색을 선택한 당신이 욕심쟁이인 것일까?

밤하늘의 별과 달은 하루 온종일 하늘에 떠 있지만 태양이란 녀석이 아침에 일어나 세상을 비추기 시작하면 소박하게 빛나던 별빛 달빛은 온데간데없이 사라져버린다. 하늘에 그대로 있지만 강력한 흰색인 욕심쟁이 태양 녀석 때문에 보이지 않는 것이다.

이렇듯 흰색은 눈부신 빛을 가지고 있는 태양의 컬러이다. 때문에 흰색 성향의 사람들은 온 세상을 다 비추는 태양처럼 자기 자신이 완벽한 존재임을 드러내고 싶어 한다. 그래서 흰색을 좋아하는 사람들은 다양한 취미생활이 있으며, 그것을 완벽하게 소화해내지 못하더라도 모든 것을 다양하게 경험하려 한다. 타인에게 열등감을 불어 넣기라도 하듯 모든 면에서 완벽한 그들은 남들과 똑같이 배우더라도 더 빨리 습득한다.

하얀 도화지에 그 어떤 물감을 풀어 놓더라도 물감색 그대로 표현이 되듯, 화이트타입의 사람은 모든 성향을 다 가지고 있으며, 밝고 빛나기 때문에 어디를 가든 주목 받는다.

흰색 성향이 있는 사람들은 대부분 다양한 취미생활을 가지고 있다. 어떻게 보면 한 가지 일에만 매진하지 못하기 때문에 이것도 조금, 저것도 조금, 변덕쟁이처럼 보일 수도 있는데, 사실 흰색 성향이 있는 사람은 뭐든 잘한다.

흰색은 어떠한 색이든 잘 받아들이는 성질이 있기 때문에 인간관계 역시 폭넓고 다양하며, 동성 친구와 이성 친구를 굳이 가리지 않는다. 또한 흡수력이 빨라 상대방에 대해 빠르게 파악한다.

흰색 성향이 강한 사람들은 뛰어난 부분이 많이 때문에 다른 사람들의 질투로 인해 상처를 받기도 하지만, 긍정적인 사고를 지니고 있기 때문에 자기 스스로를 잘 치유한다. 또한 아는 것이 많고, 습득도 빠르며, 경험이 풍부하기 때문에 대화를 잘 주도한다.

그들은 자존심이 강하며, 자존심 덩어리인 자신을 지켜주고 행복하게 해줄 그 어떤 존재를 찾기 위해 끊임없이 이곳저곳을 헤맨다.

많은 사람들이 그들을 부러워하기도 하지만, 자기 가치관의 잣대에 얽매여 있는 경우가 많으므로, 자신만의 시야에서 벗어나 보다 객관적이고 절충된 삶을 살 필요가 있다.

다재다능하고 생김새도 남들 눈에 확 띄는 것이 화이트타입 사람들이기 때문에 이성 친구를 선택하는데 있어서도 자신과 같은 사람을 찾으려 한다. 물론 나이를 막론하고 모든 남자들이 다 예쁜 여자를 좋아하겠지만, 흰색 성향이 있는 남자들은 여자 보는 눈도 까다롭다.
　얼굴이 예쁜 여자, 자기관리를 잘해서 몸매가 멋진 여자, 지적 수준이 높은 여자, 그러면서도 잘난 척하지 않는 여자, 성격 좋고 술도 잘 마실 줄 아는 여자, 순결하면서도 불타는 밤을 즐길 줄 아는 여자, 음식도 잘하는 여자 등 거의 퍼팩트한 수준의 여자를 원한다. 간혹 연상녀를 좋아하는 경우도 있는데, 그것은 완벽하리만치 자신의 잘못된 점까지 포용해 줄 수 있는 여자이기 때문이다.
　흰색 성향의 사람들은 책임감도 강해서 아무리 술을 마시고 힘들어도 출근을 잘한다. 시간약속도 잘 지킨다. 왜? 완벽주의자니까. 타인에게 자신의 허술한 빈틈을 보여주려 하지 않는다.

흰색타입의 사람 주변엔 사람이 많으며, 친구도 다양하다. 그래서 연예인들 중에 흰색타입이 많다. 상황에 잘 적응하고 쉽게 변화를 줄 수 있는 타입이기 때문인데, 이들은 이성들에게는 인기가 있지만, 완벽한 나머지 동성에게 열등감을 심어주기도 한다.

물론 흰색을 좋아하거나, 흰색의 성향을 가지고 있다고 해서 그것으로 그 사람에 대한 정의를 내릴 수는 없다. 사람은 다중성을 지니고 있기 때문에 3개 정도의 컬러를 선택한 후에 컬러 진단을 해보는 것이 좋다.

흰색은 무지갯빛(빨,주,노,초,파,남,보) 컬러로 구성된 만큼 상황이나 역할에 따른 다중성이 강하게 나타나며, 다양한 삶을 연기하는 연기자들에게 맞는 컬러다.

하지만 모든 것을 다 갖추고 있음에도 불구하고 그들에게는 쉽게 접근할 수 없는 분위기가 느껴지는데, 이것은 흰색이 냉정함과 차가움을 주는 컬러이기 때문이다.

흰색 컬러인 사람들은 당연히 여자 친구나 남자 친구가 있을 것 같지만, 풍요속의 빈곤이랄까, 묘하게도 자기 마음을 온전히 다 내어주고 사랑하는 사람이 흔치 않다. 때문에 흰색 성향을 가진 사람들은 자신만의 세계에 빠져 오만과 편견으로 상대를 대하지는 않는지 곰곰이 생각해 봐야 하며, 자신만의 무기인 순수함을 절대로 잃지 않아야 한다.

화이트타입인 당신은 사람들에게 약간의 빈틈을 보여라. 그렇게 하면 당신을 왜곡하는 사람도, 시기하고 질투하던 이들도, 당신의 냉정함에 등을 돌리던 이들도 당신의 인간다운 모습을 보고 다시금 손을 내밀 것이며, 더 많은 사람들이 당신을 좋아할 것이다.

따뜻한 마음을 가지고, 겉으로 드러나는 상대의 모습에만 치중하지 말고, 먼저 그의 손을 두 손으로 잡아 줄 수 있는 당신이 되길 바란다. 사람은 자신과 비슷한 모습을 가지고 있는 사람에게 동질감을 느끼므로, 나는 너와 다른 부류의 사람이라는 식의 사고는 과감히 버려야 한다.

　흰색성향을 가진 이들은 성실하고 진지한데 비해 약간의 결벽증이 있다. 이상이 높고 완전한 것을 추구하는 과정에서 현실과의 괴리감에 빠져 괴로워하고 있다면, 좀 더 자신의 내면에 있는 열정을 끌어올려 보길 바란다. 흰색 성향을 지닌 당신은 그 어떤 컬러의 소품이라도 좋다. 짝퉁가방도 당신이 들면 명품처럼 보인다.

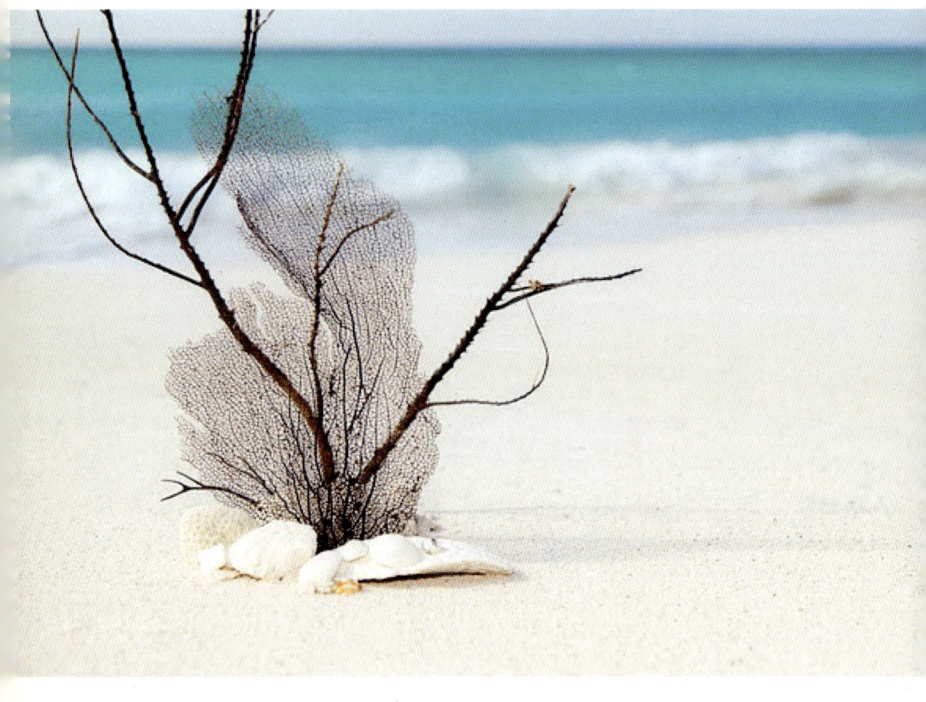

하얗게 부서지는 파도와 반짝이는 모래밭, 하얀 조개껍데기.
투명하고 여유로운 풍경은 사람의 마음을 깨끗하게 한다.
교만한 마음이 싹트지 않도록 항상 마음을 비우는 연습을 하자.

화이트 타입의 당신, 있는 그대로의 자신을 인정해야 한다. 무언가 아주 강한 것이나 절대적인 존재를 동경하고 있다면 당신의 과한 자존심은 버려라. 진정한 자신의 삶 자체를 사랑할 수 있는 정신적인 여유를 가져야 한다. 이제 완벽함을 추구하며 달리던 삶의 시간을 잠시 멈추고, 자신만을 위한 컬러물감을 찾아 그림을 그려보자. 그동안 너무 많은 물감으로 당신의 삶을 채색했기 때문에 당신 자신의 순수함을 오랫동안 잊고 있었다. 당신이 원하는 것을 충분히 얻기 위해서는 그동안 당신에게 들러붙은 먼지와 컬러들을 다 제거해야만 한다.

Chapter 3

나만의 패션 스타일

당신의 패션 컬러를 찾아라

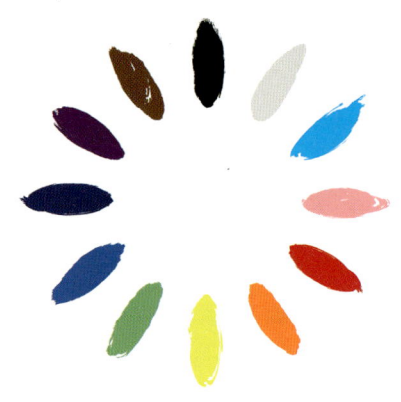

1. 눈을 감고 마음을 비운다.
2. 오직 나 자신에게만 집중한 상태에서 코로 숨을 깊이 들이마신다.
3. 코에서 목, 목에서 심장, 심장에서 배로, 그리고 배꼽 아래 단전까지 숨을 깊이 들이마시며 집중한 상태에서 6초 동안 숨을 멈춘다.
4. 천천히 '후~'하고 입으로 숨을 내뱉는다.

이제 당신은 평온한 마음으로 왼쪽의 12개의 컬러 중에서 마음에 드는 컬러 세 개를 선택한다.

첫 번째 컬러는 당신의 자아가 속해 있는 내면 컬러이고, 두 번째 컬러는 당신의 사회적 모습을 비춰주는 외면 컬러이다. 그리고 당신이 마지막으로 선택한 컬러는 현재 당신의 변화된 모습을 말하고 있다.

당신의 컬러를 진단했다면, 그동안 생활 속에서 그 컬러들을 어떻게 활용해 왔는지, 당신의 스타일은 어땠는지 한번 생각해보자.

또한 당신에게 필요한 보색의 에너지를 통해 감정과 행동 변화를 이끌어내고, 당신의 컬러와 보색 컬러를 통해 좀 더 당신을 감각적으로 표현해보자.

컬러에 대한 감정, 사랑, 인간관계, 이 모든 것들을 가장 쉽게 표현할 수 있는 것이 패션이다. 옷으로 자신을 표현하는 것에 한국인들은 익숙하지 않은데, 이것은 결국 내 안의 나를 표현하는데 익숙하지 않다고 해야 맞을 것이다.

혹시 당신은 오늘 아침에 빨간색 옷을 입고 싶었는데, 사람들의 따가운 시선을 감당할 수 없어서 새로 산 그 옷을 선뜻 입지 못하고, 평소 즐겨 입던 무채색의 옷을 입고 나오지는 않았는가?

불과 몇 년 전까지만 해도 거리를 걷다보면 온통 검정색 물결이었다.

외국인 친구들이 한국에 오면 한국 사람들은 무슨 안 좋은 일이 많은 모양이라며 고개를 갸웃거리는데, 그 이유를 물어보면 한국 사람들이 유난히 검정색 옷을 많이 입고 있기 때문이라고 한다.

잘 먹고 잘 사는 것도 좋지만, 자신의 이미지를 위해 살은 좀 빼는 것이 좋다. 힐링을 하기 위한 목적도 결국은 건강을 위해서가 아니던가. 비만인 친구들은 몸을 커버하기 위해 검정색을 선호하지만, 그로 인해 무의식적으로 스스로의 마음을 검정색으로 가둬버리기 때문에 더 살을 빼기 어렵다. 살을 빼고 싶다면 운동을 할 때는 적극적인 느낌의 빨간색이나 주황색 옷을 입는 것이 좋으며, 반대로 뭔가를 먹어야 할 때는 식욕이 떨어지는 짙은 파란색이나 회색을 선택하면 좋다.

무엇을 입을지 고민하지 말자.

당신 마음의 컬러부터 찾는다면 무엇을 입든 당신에겐 모두 잘 어울린다.

예로 제시하는 패션컬러는 단지 참고만 하면 되고, 당신 마음이 하얀 도화지가 될 때 무엇을 입든 그 옷은 당신만의 그림이 된다. 만약 당신의 마음이 검정 도화지가 된다면 기름기 많고 덧칠을 해야 하는 유채화가 되며, 당신의 마음이 밑그림이 보일 만큼 투명한 수채화가 될 때 삶은 좀 더 가볍고 유쾌해진다.

성공하고 싶다면 성공한 사람과 가까이 지내면 된다.

현명해지고 싶다면 현명한 사람과 가까이 지내면 된다.

사랑하고 싶다면 연애 중인 사람과 가까이 지내면 된다.

괜한 열등감과 소외감에 사로잡혀 당신 자신을 비하하며 사는 것보다 사람들 가까이에 붙어 사는 것이 당신에게 훨씬 이롭다. 만약 당신을 곡해하는 이가 있다면 안타까워하라. 그만큼 당신에 대한 열등감이 많은 사람이기 때문이다.

자신 있고 당당하게 당신 자신을 표현하고 사랑하자.

그리고 당신이 먼저 주변의 모든 이들을 사랑하고 표현해 준다면 당신이 무엇을 입든 당신은 진정한 패셔니스트가 된다.

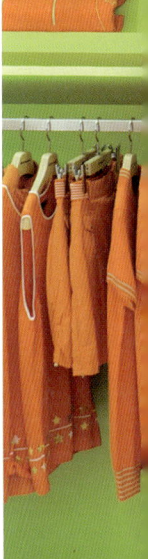

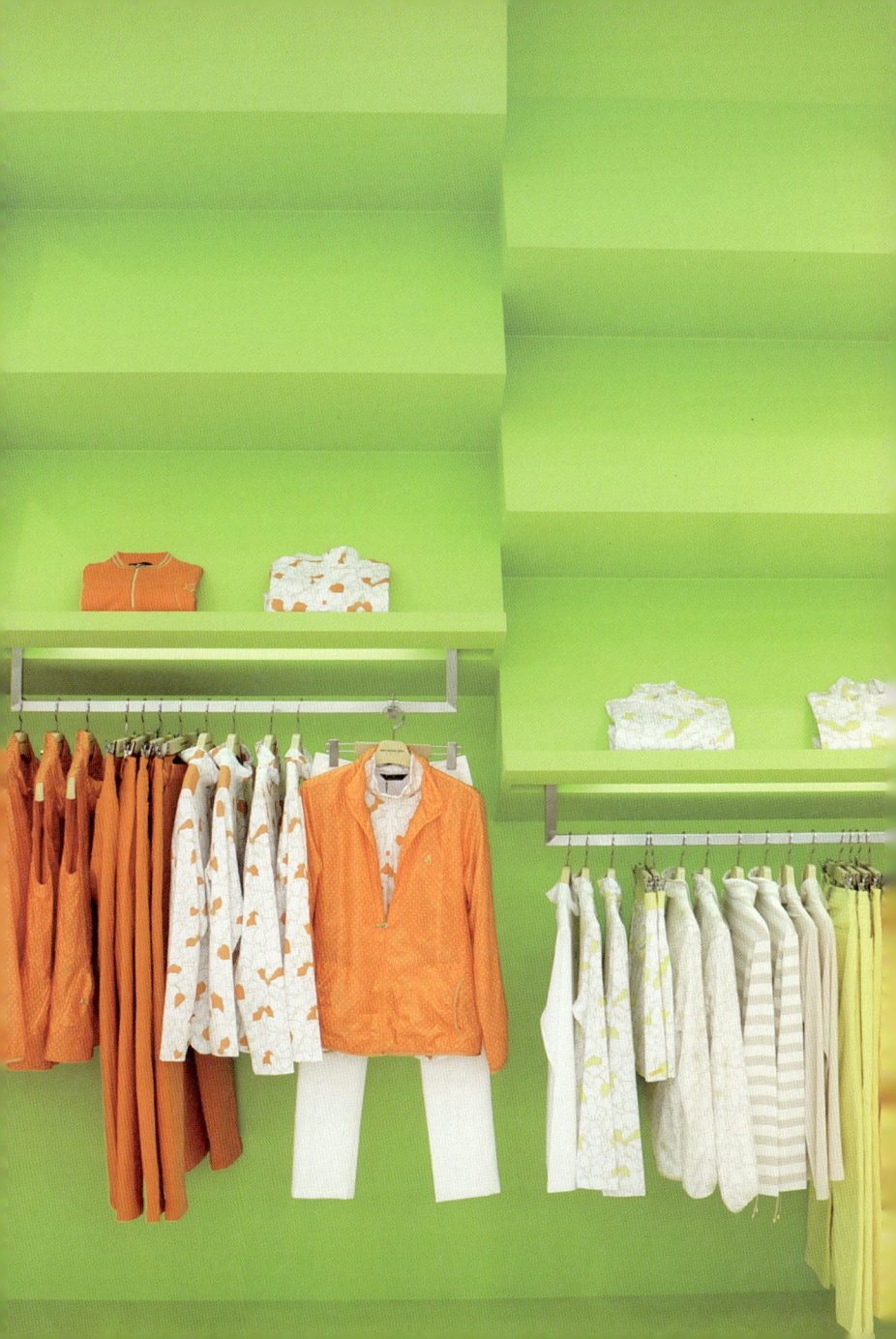

멋진 남자,
개성 있는 여자로 만드는 패션 코칭

남성을 위한 패션 코칭

사실 남자들의 옷장을 열어보면 옷의 컬러가 거의 비슷비슷한데, 과연 당신에게 필요한 컬러의 옷은 무엇이고, 당장 버려야 할 옷은 무엇인지부터 체크하길 바란다.

아마도 남성들에겐 버려야 할 옷보다는 구입해야 할 옷이 더 많을 것이다.

만약 당신이 친구들과 어울려 술을 마실 돈으로 당신의 패션에 신경을 쓴다면 당신에게 무관심하던 여자들의 눈길을 사로잡을 수 있다. 여자들은 돈 잘 쓰는 남자보다는 자신을 잘 관리하는 감각 있는 남자에게 더 큰 매력을 느낀다.

우리나라 남녀 싱글들을 살펴보면, 여성들은 잘 나갈수록 자기관리를 잘하는데 비해 남성들은 자기관리에 철저하지 못하다. 어쩐지 잘 나간다 싶으면 바람둥이거나 이미 품절남이 되었고, 잘나가지 못하는 남성들 대부분은 자신감이 부족하고 칙칙한 스타일을 하고 있다.

　당신도 충분히 멋진 남성이 될 수 있다. 단지 일과 술에 빠져 자신의 스타일 따윈 한 번도 생각해보지 않았다는 것이 문제다.

　하지만 괜찮다. 이제부터라도 자신의 패션 스타일을 잘 점검하고, 챕터 3의 내용들을 참고해서 활용한다면 당신도 멋진 패션리더가 될 수 있다.

　자, 그럼 이제 기본적인 사항들을 체크해보자.

　수트(양복)를 상하 한 벌로 꼭 입어야만 한다면, 검정, 푸른 남색, 회색 정도를 갖춰 놓으면 좋은데, 센스가 있는 사람들은 자켓 한 장에 바지는 두 장을 구입한다.

　왜냐하면 사람은 상체보다는 하체를 많이 사용하고, 의자에 앉아서 생활하며, 대부분 자켓은 벗어서 걸어두고 셔츠 차림으로 일을 하기 때문이다.

　체크무늬나 밝은 색상은 한 벌로 입지 말고 상하로 나누어

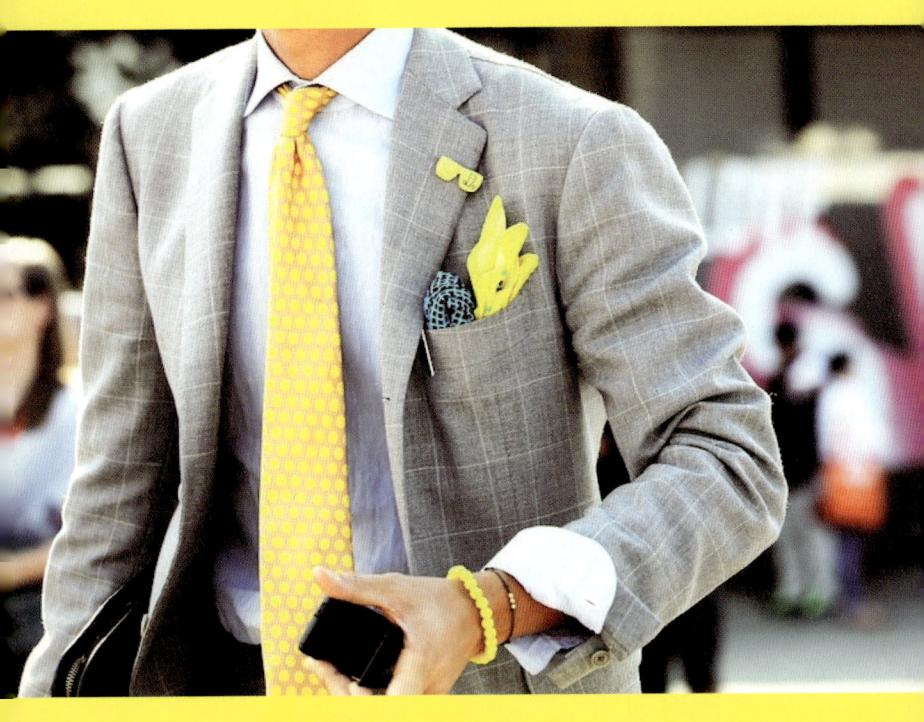

콤비로 입으면 좋다. 상하의 모두 밝은 색이거나, 줄무늬가 있거나, 체크무늬가 많으면 삐에로 같은 인상을 주기 쉽다.

셔츠는 흰색의 경우에는 여유 있게 3장, 연한 핑크 1장, 하늘색 1장, 연노랑 1장, 검정 1장, 체크무늬 셔츠 2장, 와인색 셔츠 한 장을 준비해 놓으면 좋다. 셔츠는 반팔보다는 긴팔이 좋으며, 무더운 여름용을 제외하곤 봄, 가을, 겨울 다 활용할 수 있는 셔츠면 좋다. 추울 땐 수트 안에 조끼나 가디건, 스웨터를 활용하면 된다.

넥타이는 광택이 있는 소재로 필자가 이야기하는 12컬러를 모두 구비하면 좋지만, 빨강, 주황, 노랑, 초록, 파랑, 청보라색 정도를 기본으로 하고, 백아이보리(밝은 흰색보다 고급스럽고 차분한 느낌), 검정, 핑크 이렇게 9개 정도의 타이를 구비하면, 당신의 감정이나 감성을 표현하는데 충분하다. 너무 원색적이지 않고, 색감은 밝고 은은한 광택이 있는 것으로 하며 무늬가 과도하게 들어간 타이는 가급적이면 피한다. 타이에 무늬가 많이 들어가 있으면 옷과 따로 노는 경우가 많다.

조끼는 수트와 한 벌로 구매해 놓으면 좋고, 간절기에 활용할 가디건과 스웨터는 남색, 카키, 갈색, 청보라, 아이보리, 검정 정도면 충분하며, 추가한다면 오렌지컬러도 좋다.

포켓손수건은 흰색, 핑크, 보라, 오렌지, 연두, 체크무늬, 하늘색 정도면 좋다.

양말에 포인트를 주는 것이 좋다면, 각 컬러별로 구매해도 좋지만 구하기가 쉽진 않다. 양말은 단색이 아닌 투톤의 콤비로 된 것이 좋으며, 오렌지, 회색, 남색, 흰색이 무난하다.

넥타이나 셔츠는 그날그날의 기분에 따라 손이 가는 녀석을 메고 신으면 된다.

남성들의 옷은 기본 컬러가 흰색, 검정, 베이지, 남색, 파랑인데, 이젠 남성들의 옷도 좀 컬러풀해져야 한다. 그렇다고 빨간 수트를 입는다면 산타클로스도 아니고 너무 파격적인 깔맞춤이 되므로 지금부터 필자가 알려주는 것을 참고하라.

상하 한 벌의 수트는 무지로 깔끔한 것이 좋고, 셔츠나 넥타이, 포켓수건이나 양말로 포인트를 주는 것이 좋다.

겨울 코트는 베이지와 남색, 회색이 좋고, 봄가을 트렌치코트는 베이지와 남색 정도면 충분하다. 밋밋한 당신의 패션은 소품으로 완성된다는 걸 기억하자.

넥타이와 포켓손수건, 셔츠, 스웨터, 머플러, 양말을 컬러풀하고 과감하게 표현하면 좋다.

물론 옷이 날개라지만, 당신의 몸부터 간지남으로 만드는 노력을 아끼지 않아야 한다.

키 작고, 못생기고, 머리 크고, 허리 길고 한 모든 것들은 다 용서받을 수 있어도, 당신의 뱃살과 살덩어리들은 용서되지 않는다. 마음만 먹으면 안 되는 게 없다. 비만은 게으름의 척도다. 게으른 사람이 뭘 할 수 있을지 생각해보라. 성공한 사람치고 배 나오고 뚱뚱한 사람 없다.

준비된 자가 선택할 수 있다고 했다. 좋은 여자를 선택하고,

좋은 직장을 선택하고, 좋은 경쟁력을 갖추려면 당신 자신부터 준비되어 있어야 한다. 머리만 쓰지 말고 몸부터 움직여라.

캐주얼: 군이 딱딱한 비즈니스가 아니라면, 자신의 개성을 살릴 수 있는 캐주얼을 추천하고 싶다. 세미캐주얼이 훨씬 더 당신의 이미지를 컬러링 하는데 효과적이다.

콤비로 활용할 자켓은 회색 잔 체크무늬나 잔 줄무늬, 검정이나 남색 벨벳 자켓, 베이지, 흰색, 하늘색, 계절에 따라 봄과 여름엔 인디핑크 자켓을 한 장 정도 추가하면 좋다.

셔츠는 정장에 입는 셔츠를 활용해도 좋고, 워싱면 소재의 셔츠가 좀 더 편안한 이미지를 표현할 수 있으며, 정장보다는 훨씬 컬러풀한 셔츠, 예를 들면 밝은 연두색이나 오렌지, 데님 셔츠가 있으면 좋다.

바지는 검정, 남색, 흰색, 베이지는 기본이고, 청바지는 진청과 워셔블한 청, 스카이블루, 회색 진 정도가 기본이다. 상의

보다 하의를 밝게 입으면, 몸과 마음의 밸런스 에너지가 더욱 좋아진다.

　캐주얼한 가디건이나 스웨터는 정장에 입는 가디건과 스웨터를 활용해도 좋고, 회색, 빨간색, 남색, 검정이면 충분하다.

　계절별로 봄가을용 점퍼는 남색이나 파란색, 오렌지, 카키, 검정이 있으면 좋고, 겨울에는 카키색이나 빨간색, 검정색, 베이지색, 회색의 패딩 야상이나 점퍼 정도면 충분하다.

속옷: 겉옷이 컬러풀한 것이 싫다면, 속옷으로 당신의 감정과 심리적 에너지를 충분히 변화시킬 수 있다. 속옷은 가급적 12가지 컬러를 모두 갖추면 좋은데, 순수한 면소재가 당신의 몸과 마음에 컬러에너지를 잘 전달한다.

소품: 가방과 구두는 검정만 선호하지 않길 바란다.
　밝은 갈색이나 청색, 운동화는 빨강이나 노랑과 같은 밝은

색상이 좋고, 몸에 걸치는 옷보다 양말이나 신발의 컬러가 당신에게 훨씬 더 강한 에너지를 전달한다는 것을 잊지 말자.

　남성들의 경우에는 팔에 뭔가 주렁주렁 레이어드하기도 그렇고, 우산이나 옷, 가방 등에 포인트를 주는 것을 어색해 하는데, 지금은 표현의 시대이다. 자신 있고 당당하게 자신을 표현해 보자.

　소품인 포켓수건을 준비해두는 것이 좋고, 요즘은 남성들도 브로치를 많이들 이용하는데, 모자, 가방, 스카프, 머플러와 같은 소품들이 당신의 패션을 완성하는 결정적인 코디 소품이 된다. 이 소품들이 당신이 입고 있는 옷보다 더 당신을 돋보이게 해준다는 것을 명심하자.

　사실 넥타이나 작은 부토니에, 또는 포켓 손수건 등으로 자신을 표현해보면 하루가 즐거워진다는 것을 알 수 있다.

여성들을 위한 패션 코칭

과연 내게 필요한 컬러의 옷은 무엇이고, 당장 버려야 할 옷은 무엇인지 체크하길 바란다.

아마도 남성들에겐 버릴 옷보다는 구입해야 할 것이 더 많을 것으로 보이는데, 재미있는 것은 남성들은 옷장에 옷이 몇 벌 없어도 "이거면 돼." 하고 자신감이 넘치는 반면, 여성들의 옷장엔 1년 넘게 입지 않고 모셔 놓는 옷들이 많아도 "아! 입고 나갈게 없어"라고 한다는 것이다.

여성들은 액세서리나 작은 소품만으로도 얼마든지 그날의 감정 표현이 가능하다.

태양을 삼킬 듯한 빨간 원피스에 그 보색인 연두색과 초록색을 매치하면 완벽한 빛의 색이 된다. 진정한 패션리더는 보색을 매치해서 완벽한 빛이 되는 컬러 조합을 알고 있다.

베이지 컬러의 자켓과 블랙 벨트. 핸드백으로 너무 튈 것 같

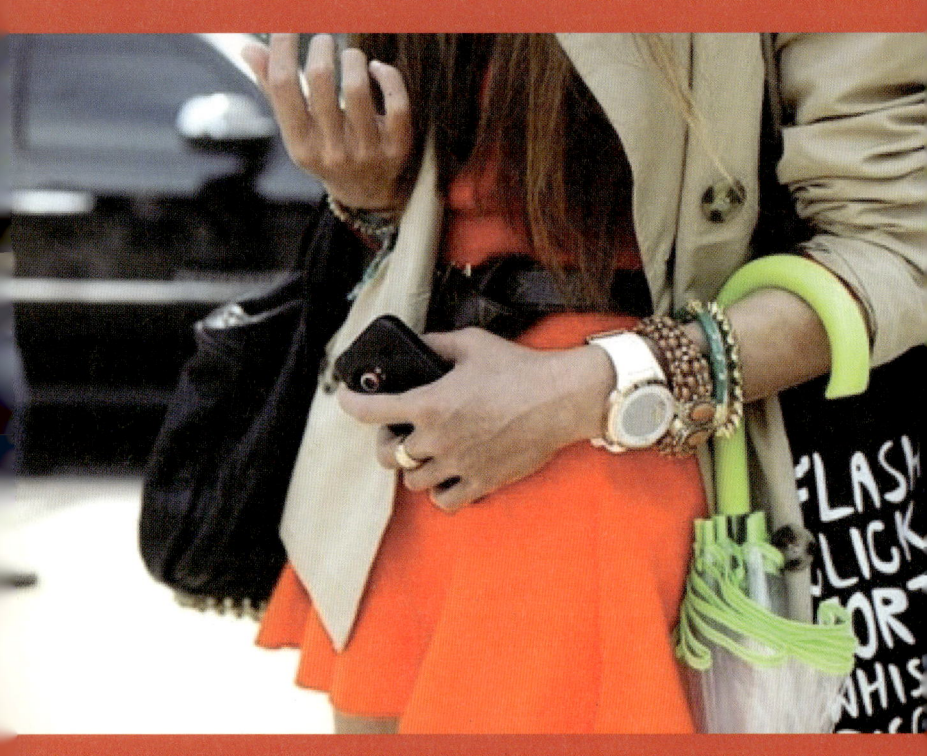

은 컬러의 조합을 자연스럽게 마무리하는 센스를 발휘해보자.

자칫 빨간 색상은 주변 사람들의 화를 치밀어 오르게 할 수도 있지만 보색인 초록 계열의 팔찌와 우산은 다시금 평온함을 되찾아준다.

당신의 옷장을 한번 열어보자.

얼마나 다양한 컬러의 옷이 있는가?

옷은 색깔별로 잘 정리되어 있는가?

1년 이상 입지 않은 옷이 아직도 걸려 있는가?

몇 년째 입지 않고 있는 옷들은 과감하게 버리자.

'살 빼고 입어야지.' 하는 옷은 놔두고, '살이 더 찌면 입어야지.' 하는 옷은 버려라.

옷은 가급적 밝은 색상에서 어두운 색상으로, 각 계절별로 정리를 해 놓으면 찾아서 입는데 편리하다.

우선 당신 옷장에 어떤 컬러의 옷이 많은가부터 체크하자!

유행을 타지 않는 기본스타일의 옷 몇 가지만 있어도 충분히 자신의 패션 완성도를 높일 수 있다.

지름신을 가까이하지 마라. 지갑을 넉넉하게 해줄 남자를 찾기보다는 당신의 소비벽을 낮춰야 하는 게 급선무다.

뭐든 마음먹기 나름이다. 당신 마음이 순수하다면 동대문시장에서 산 보세가방일지라도 당신에겐 소장가치가 있는 명품일 수 있다. 물론 당신 스스로 능력이 돼서 명품을 하나 정도 구입하는 건 문제가 되지 않지만, 빚을 지고, 영혼 없는 미소까지 팔지는 말란 얘기다.

누군가로부터 받으려 하지 말고, 당신 스스로를 당당한 자신감으로 채워나가라.

어떤 옷, 어떤 소품이더라도 당신을 만나면 명품이 되도록 당신의 가치를 높여보자.

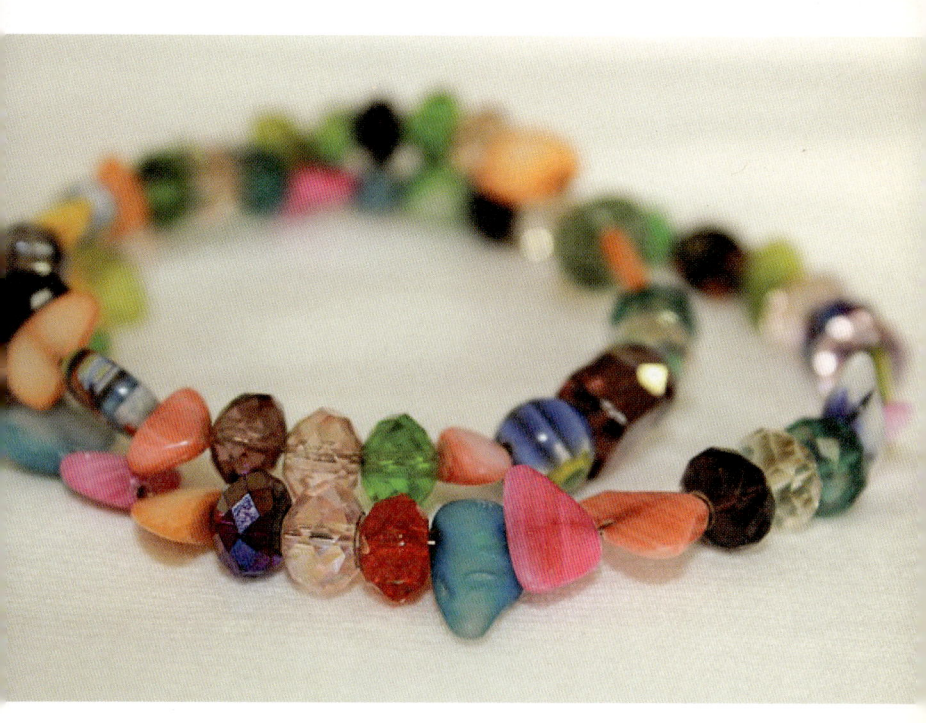

단돈 오천 원짜리 팔찌다. 당신 자신이 명품이 되는 순간,
이런 이야기를 듣게 될 것이다.
"언니 그 팔찌 어디서 샀어요? 원석이라 비싸죠?
우와 예뻐요." 라고.

비즈니스를 위한 정장: 여성들 또한 정장을 꼭 한 벌로 입어야 할 필요는 없다. 기본 자켓으로 흰색, 검정, 파랑, 핑크, 베이지 정도면 충분하다.

스커트는 기본으로 검정, 흰색, 베이지, 레드, 블루, 갈색, 회색 정도면 충분하며, 디자인은 기본 H라인이 가장 깔끔하고 커리어우먼 느낌을 준다.

블라우스는 기본 흰색, 연핑크, 보라, 검정, 회색, 하늘색, 노랑, 빨강, 주황, 다양한 디자인과 컬러를 활용해도 좋지만, 컬러가 화려할수록 디자인은 심플한 것이 좋다.

파티나 모임에는 화려한 옷이 좋지만, 비즈니스를 위한 자리에는 단색의 기본 셔츠나 블라우스 스타일이 좋다.

기본 셔츠에 어떤 탑 나시를 배색해 입느냐에 따라서도 이미지가 달라지지만, 기본적으로 흰색, 핑크, 검정, 노랑, 주황, 빨강, 파랑은 있어야 하는데, 원피스가 의외로 다양하게 활용하기 좋다. 색상은 기본 흰색, 검정, 빨강, 파랑, 노랑, 핑크 정도면 충분하다.

 요즘은 식습관이 서구화되어 한국 여성의 체형도 서양 여성들 체형에 가깝지만, 그래도 대부분의 한국 여성은 허리가 길고 골반이 커서 하체가 그다지 예쁘진 않기 때문에, H라인의 기본 스커트와 짧은 자켓을 권한다. 기왕이면 다리가 길고 날씬해 보이는 것이 좋은데, 시각적으로 하의를 어두운 컬러로 입고, 상의를 밝게 입으면 키도 커보이고 시선이 상의에 머물기 때문에 다리가 긴 것처럼 느껴진다.

 그래서 여성들의 경우에는 상하로 나뉘는 옷보다는 짧은 자켓과 원피스를 활용하는 것이 좋으며, 블라우스나 액세서리, 스카프, 가방, 구두, 브로치, 머리핀 등으로 포인트를 주는 것이 좋다. 그것이 당신의 기분과 행동에도 큰 영향을 준다.

캐주얼: 워낙 요즘은 스마트한 세상이다 보니, 인터넷쇼핑몰이 너무나 많고 다양해서 저렴한 가격에 옷을 구입하기가 좋다.

잘 갖춰 입어야 하는 정장은 고가를 추천하지만, 캐주얼만은 적당한 가격의 옷을 추천하고 싶은데, 여성복은 너무 유행에 민감하기 때문이다. 나염이 들어간 옷은 몇 번의 세탁만으로도 그 빛이 바래서 그다지 추천하고 싶진 않지만, 요즘은 빈티지 스타일을 즐겨 입으니 생각하기 나름이다.

기본 티는 각 컬러별로 다 갖추면 좋은데, 특히 흰색은 색상이 잘 변하므로 여유 있게 가지고 있으면 좋다.

바지도 기본 색상인 흰색, 검정, 회색, 빨간색, 핑크색 정도면 좋지만, 워낙 요즘은 컬러풀한 옷이 유행이다 보니 다양한 컬러의 바지와 함께 진 계열도 진청, 스카이블루 정도는 기본으로 갖추고 있으면 좋다.

스커트는 흰색, 남색, 베이지, 검정이 좋은데, 속옷이 다 보일 정도의 짧은 치마를 입을 때는 속옷을 제대로 갖춰 입길 바란다.

레깅스나 스타킹을 이용하면 다양한 컬러에너지를 받아들

일 수 있고, 더 강한 컬러에너지를 발산하게 된다. 가디건이나 점퍼는 흰색, 검정, 빨강, 오렌지, 노랑, 핑크, 파랑, 연두, 초록 등 아주 다양하게 구비할 수 있는데, 옷의 컬러를 선택할 때 당신의 어깨에 옷감을 걸쳐보고 당신 스스로 기분이 좋아지는 컬러의 옷을 선택하면 된다. 코트는 핑크, 파랑, 흰색 등이 좋은데, 검정색은 여성에게 그다지 좋지 않다. 그리고 굳이 당신에게 어울리지도 않는데 각각의 모든 컬러를 구입할 필요는 없다.

    검정색 옷은 한국 사람들에게 그다지 어울리지 않으며, 한국인들은 어려서부터 보수적인 환경에서 자란 경우가 많기 때문에 보수적인 컬러인 파란색 계열을 피하고, 노란색 계열의 컬러를 선택하면 좋다. 예를 들면, 노랑, 주황, 연두색과 같은 컬러다.

    소품: 원색적인 옷이 부담스럽다면, 모자, 가방, 구두, 팔찌, 브로치, 머리핀, 스카프 등 맞는 컬러 소품을 활용해서 착

용하면 오히려 화려한 색상의 옷보다 당신을 더 돋보이게 한다. 여성 소품들은 다양한 컬러, 다양한 제품들이 판매되고 있기 때문에 활용하기 쉽다.

속옷: 타인에게 보여주는 겉옷도 중요하지만, 당신의 마음에 변화를 주는 것은 속옷이다.

속옷은 당신 자신만 느낄 수 있는 것이니 컬러에 구애를 받지 말고 다양한 컬러를 선택해서 입는 것이 좋고, 앞에서 말한 인체의 컬러에너지를 참고한 후에 속옷 컬러를 선택해서 입으면 확실히 효과가 있다.

예를 들어 생리불순이나 변비가 있다면 붉은 계열의 속옷을 입으면 좋은데, 당신이 입고 있는 속옷은 당신의 마음을 움직이고, 겉옷은 당신의 마음에 따른 행동에 영향을 준다는 걸 꼭 기억하자.

옷에도 트렌드가 있듯이 여성의 몸매에도 트렌드가 있다.

불과 몇 년 전만 해도 옷맵시가 돋보이는 마른 체형의 여성들을 선호했지만, 요즘은 섹시함이 어필되는 건강한 몸이 대세다.

남자들은 마르거나 뚱뚱하거나 할 것 없이 거울 속의 자신을 보며 '난 멋있어.'라고 생각하는 반면, 여성들은 너 나 할 것 없이 거울 속의 자신을 보며 '아 뱃살이 너무 나왔어.'라고 생각한다고 한다. 인체의 구조상 여성은 생명을 잉태해야 하는 모체이기 때문에 남성들과는 달리 배에 많은 기관이 있고, 이 기관을 보호하기 위해 남성에 비해 아랫배 쪽의 피하지방층이 실제로 많이 두꺼운데, 모쪼록 자신의 몸을 구박하지 말고, 컬러풀한 속옷을 통해 건강한 에너지를 전달받기 바란다.

컬러 패션으로 나를 표현하다

부드럽고 로맨틱한 이미지를 갖고 싶다면
핑크로 표현하라

남자라고 해서 꼭 자신을 어필할 것이 부족한 것만은 아니다. 벨트나 가죽 끈 팔찌로 레이어드한다면 센스 있어 보이며, 가죽 끈 팔찌는 다소 여성스러움이 느껴지는 당신의 섬세함을을 표현할 수 있으니 이런 아이템 하나쯤은 준비해두자.

당신이 평소에 분위기 없는 사람으로 인식되어져 있다면 핑크색을 활용하면 좋다.

꼭 화이트 셔츠만을 고집할 이유가 없으므로, 새롭게 한 주를 시작하는 월요일에 연한 핑크색 톤의 셔츠를 입고 회색이나 푸른 계열의 넥타이를 맨다면 사람들로부터 "오늘 무슨 좋은 일이 있느냐.", "어딘지 모르게 오늘 달라 보인다."라는 인사를 받게 될 것이다. 핑크는 사랑스러운 컬러다. 핑크는 여성들만을 위한 컬러가 아니며, 남자라고 해서 핑크색을 멀리 할

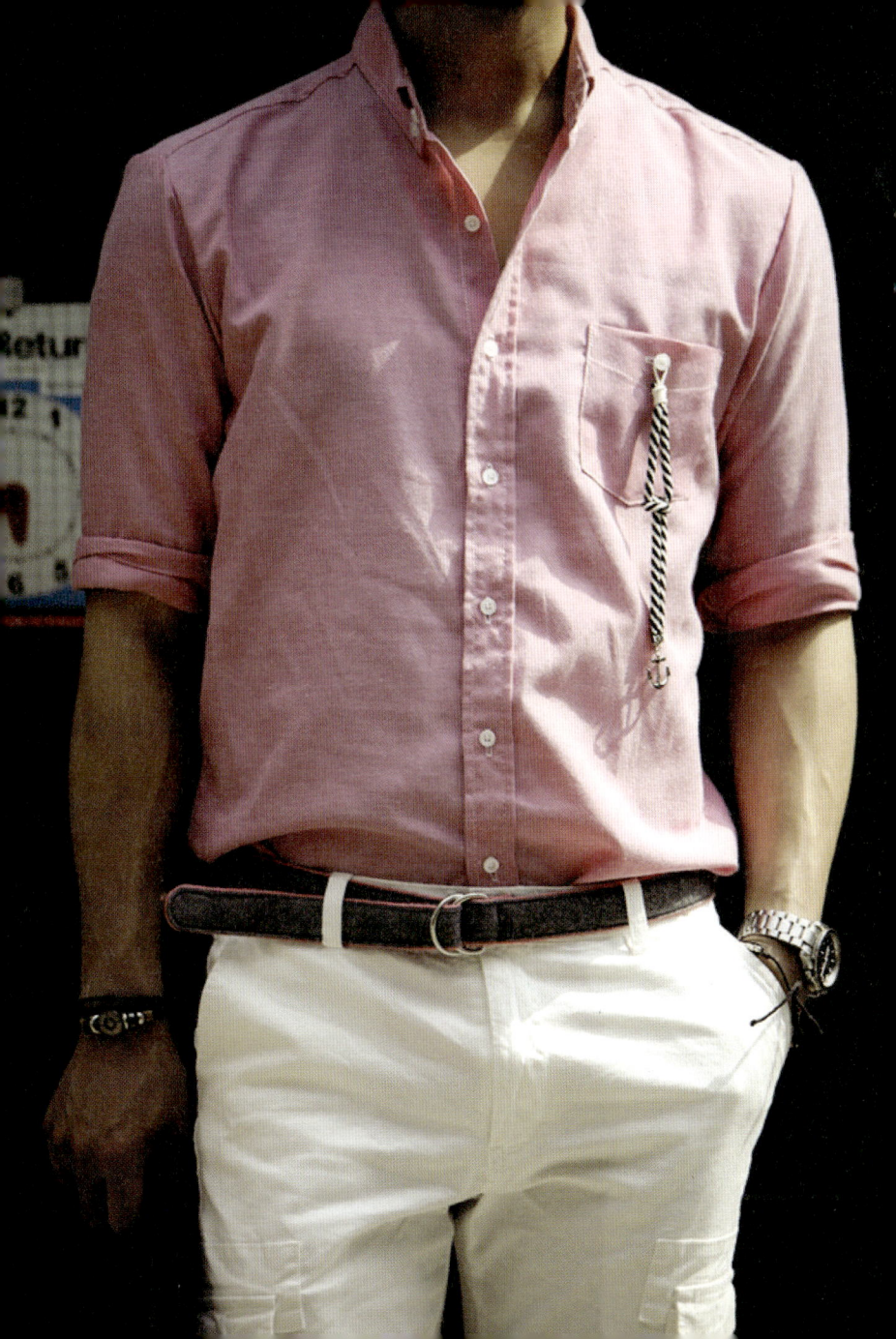

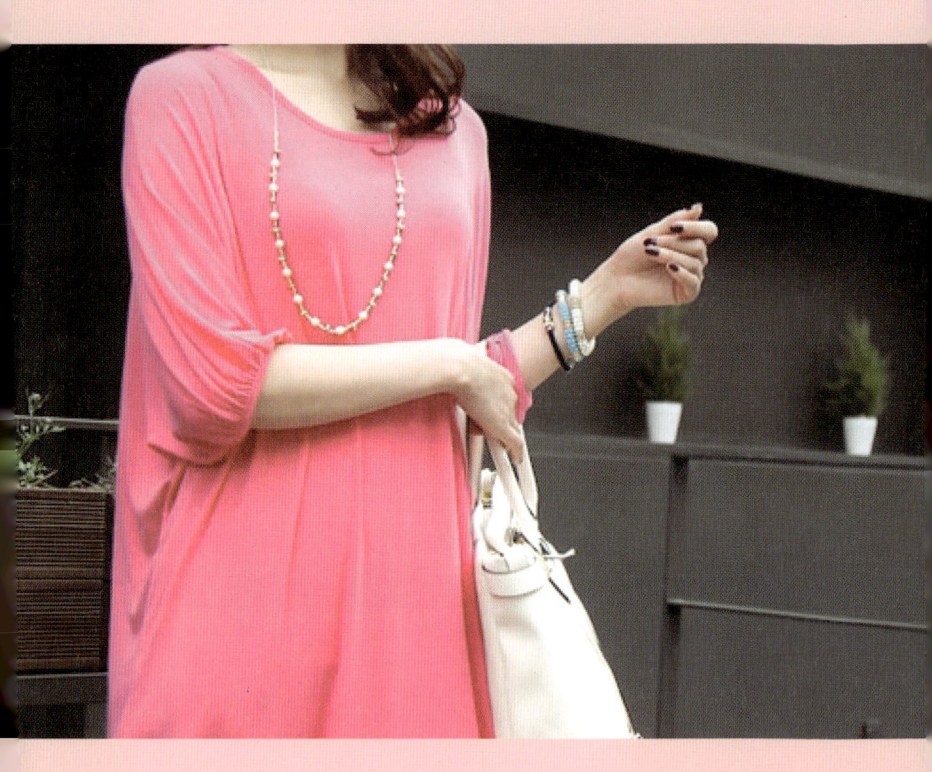

필요는 없다. 왠지 로맨티스트 같은 분위기 있는 남자로 당신을 연출하면 스스로도 풍부한 감성을 표출할 수 있다. 핑크 셔츠가 당신을 탈바꿈해 줄 수 있다는 걸 기억하자.

꽃잎 같은 핑크색보다는 산호색에 가까운 연한 살구빛의 핑크색이라면 인위적인 사랑을 담은 이가 아닌 엄마 같은 자상하고 세심한 따뜻함을 가진 부드럽고 인간애가 넘치는 사람으로 보일 수 있으며, 그 컬러가 가지고 있는 에너지가 당신 자신에게도 영향을 미쳐 사람들을 대할 때 당신 스스로도 따뜻한 배려심을 가질 수 있다. 꼭 핑크색 옷을 입어야만 하는 것은 아니다. 핑크색 액세서리를 동원해서 레이어드하는 센스가 오히려 패션을 돋보이게 해준다.

여성들은 컬러 표현에 있어 너무나도 자유롭기 때문에 핑크빛의 소녀같은 의상에 보색인 하늘색 팔찌를 매치하면 완벽한 컬러 조합을 이루게 된다.

핑크색이 다소 과하다고 생각된다면 흰색이나 남색 또는 짙은 보라색으로 포인트를 주어 이지적인 이미지를 살릴 수도 있다. 다소 핑크색이 진하면 화려하고 성숙한 여성성이 드러나게 되므로 남성들은 진한 핑크계열은 피하는 것이 좋다. 보색인 하늘색을 함께 활용한다면 자신감이 생긴다는 것도 기억하자.

깔끔하고 스마트한 모습을 보여주고 싶다면 하늘색으로 표현하자

푸른색 계열 색상은 지적이고 스마트한 모습을 보여주고 싶을 때 활용하면 좋으며, 남성은 하늘색이나 푸른 계열의 셔츠나 넥타이가 좋다. 물론 여성들도 하늘색의 원피스나 블라우스를 입으면 지적이고 스마트한 느낌을 연출할 수 있으며, 이때는 따뜻한 붉은 계열의 액세서리를 선택하면 좋다.

좀 더 명석해보이고 업무적으로 프로패셔널하게 보이고

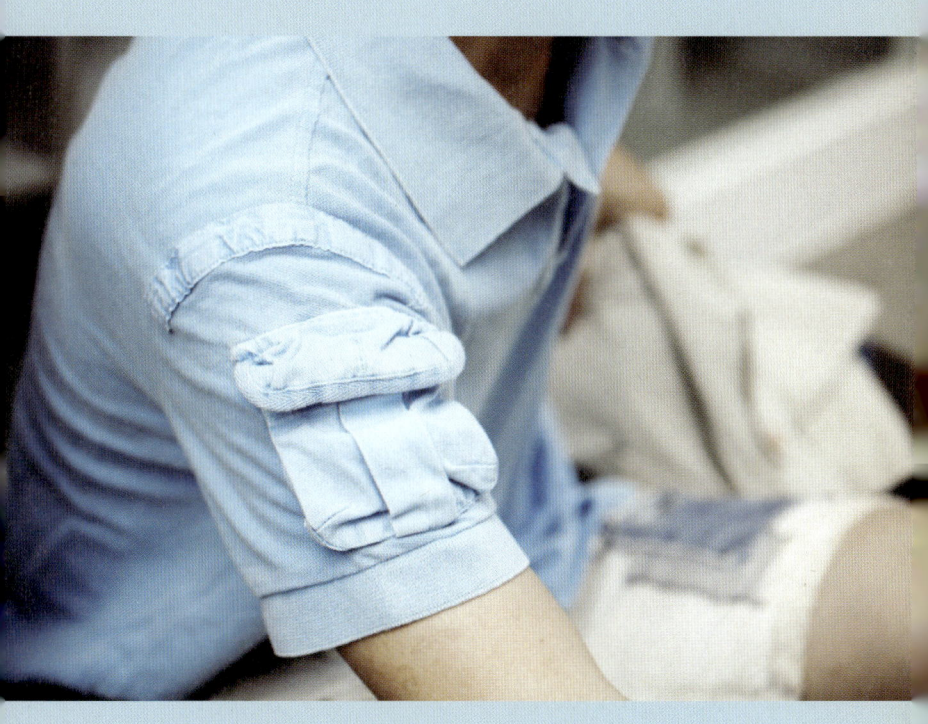

싶다면 연한 하늘색에 짙은 블루, 남색 계열의 넥타이나 액세서리를 해보자.

　남자들은 여자들에 비해 액세서리가 턱없이 부족하다. 하지만 요즘은 부토니에 같은 작고 앙증맞은 남성용 액세서리가 많이 등장하고 있으니 포인트로 활용한다면 센스 있고 감각적인 남자가 될 수 있다. 그날그날 당신의 기분이나 감정을 움직일 수 있는 디테일함을 잊지 않도록 하자.

　주로 하늘색을 선택하는 사람들은 일반적인 블루 컬러 성향의 사람들보다 말을 재미있게 할 줄 안다. 약하긴 하지만 파란색에 녹색과 노랑이 절묘하게 혼합되어 있기 때문이다.

　일반적인 파란색 성향의 사람들이 생각을 너무 깊이 하는 단점이 있는데 비해, 하늘색을 선택하는 사람들은 생각이 경쾌하며, 주먹다짐을 할 만한 일도 말로 해결할 수 있는 능력자다. 대체적으로 아나운서, 사회자, 강사, 변호사 등의 직업을 가지고 있는 경우가 많으며, 출판이나 일반 대중을 상대로 하

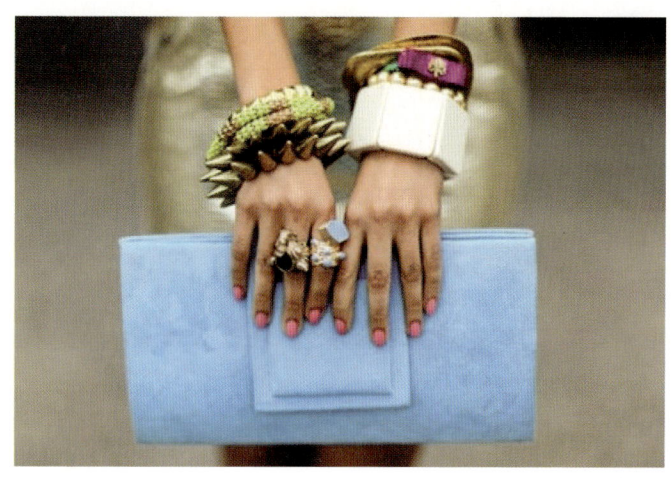

는 직업에 몸담고 있는 사람들도 많이 선호하는 컬러다.

　말은 재앙을 가져다주기도 하지만 행운을 가져다주기도 한다. 말하는 일 자체를 즐길 줄 아는 사람은 다른 사람에게 기쁨을 전달하는 것에서 희열을 느낀다.

　하늘색을 선택한 사람은 말만 앞서는 게 아니라, 말에 대한 책임감도 강하며, 두뇌회전이 좋아서 좀처럼 말실수를 하지 않는다. 하늘색을 선택하는 당신은 생각도 말처럼 경쾌하고, 여행을 좋아한다. 가끔 쉬고 싶다면 목적지가 없는 여행을 하면 좋을 것이다. 당신은 언제나 행운이 함께 하는 사람이니까.

　하늘색 핸드백에 핑크빛 네일, 그리고 과감하고 굵직한 팔찌 레이어드는 스마트함과 사랑스러움, 와일드함까지 함께 표현해 주고 있다.

   뭐든 한 가지 컬러만을 고집하진 말자. 순간순간 감정은 바뀔 수 있다. 당시의 감정 컬러를 기억하고 그때마다 보색 컬러를 가지고 있는 주변의 것들을 단 1분만이라도 주시해서 여유를 갖는다면 마인드컨트롤에 성공할 수 있다는 것을 명심하자.

   꼭 옷으로만 표현하려고 하진 말자. 가방이나 액세서리를 활용하는 것만으로도 당신은 충분히 감정에 충실하고 행복해질 수 있다. 당신이 뭔가 기억해둬야 하거나 아이디어를 구상할 것이 있다면, 하늘색을 과감하게 활용하길 바라며, 좀 더 깔끔하고 시원한 이미지를 표현하고 싶다면 흰색을 활용하면 좋다.

   의사의 가운이나, 웨딩드레스 등을 떠올리면 좋다. 흰색이나 연한 하늘색의 이미지는 순수함과 시원스러움을 전달하는 컬러로, 성실한 이미지를 준다. 하늘색은 현실적 감각의 컬러이므로, 흰색과 하늘색을 함께 활용한다면 빈틈없는 이미지가 많이 부드러워지고, 상쾌함을 줄 수 있어서 좋다.

권위적인 지성과 엄격함을 표현하고 싶다면
짙은 남색을 입자

남색 옷 하면 떠오르는 것이 관공서의 제복이다. 경찰이라든가 공군을 대표하는 컬러인 남색은 남성적이고 강인한 이미지를 주고 싶을 때 선호하는 컬러다.

남색을 선택한 사람들은 아버지의 권위와 같은 엄격함이 녹아 있다. 빨간색 에너지와 파란색 에너지가 만나면 어느 한쪽으로 기울어지지 않으며, 강하면서도 공정한 성향을 띠게 된다.

짙은 남색컬러를 선호하는 사람들 중에는 주로 기업의 CEO가 많으며, 직장에서도 상위 계층에 있는 사람들이 이 컬러를 좋아하는 경우가 많은데, 엄격한 것도 좋지만, 자신의 생각보다는 타인과 좀 더 깊이 있는 이해관계가 유지된다면 당신의 사업에 큰 보탬이 될 것이다.

권위적인 모습과 당신의 열정을 함께 표현하고 싶다면 빨

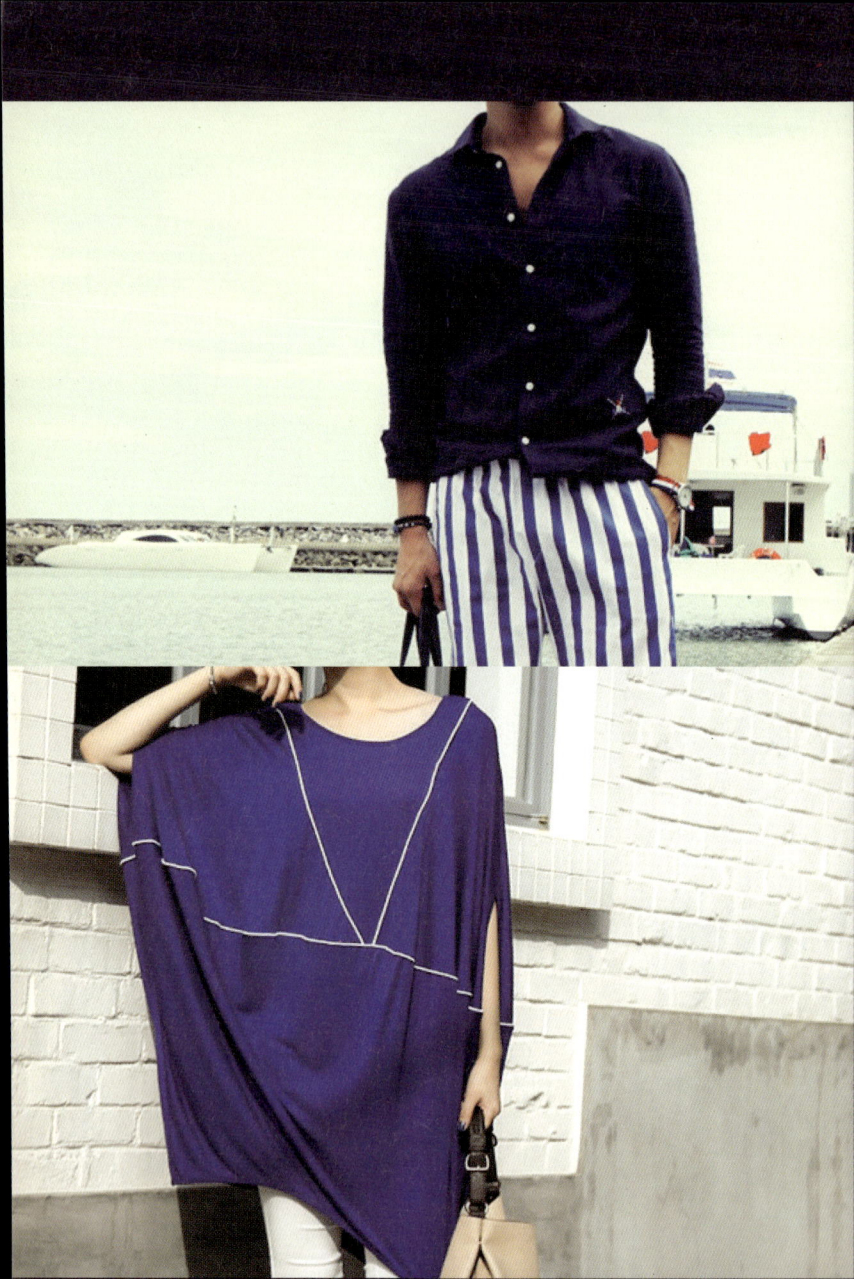

간색을 활용해도 좋으며, 이때 당신의 모습이 너무 강렬할 수 있으므로 차분함을 주는 흰색을 함께 활용한다면 당신은 베스트드레서가 된다.

남색을 선택하는 여성의 경우에도 다소 보수적이지만 남성적인 이미지를 심어주고 싶을 때는 남색 계열의 옷을 입으면 좋다. 팁을 준다면 당신의 개성이나 활동적인 이미지를 주고 싶을 때는 피하는 것이 좋지만, 엄격함 속에 당신에게도 인간적인 모습이 있다는 걸 표현하고 싶다면, 핑크빛 꼬마 앵무새와 같은 부토니에를 활용하면 좋다. 연한 핑크는 부드러움을 표현해 주므로 엄격한 모습을 많이 완화시킨다.

여성들은 활용할 액세서리가 무척 많으며, 남색 옷은 은색 목걸이 하나만으로도 시원한 모습을 연출할 수 있다. 또 남색의 보색인 노란색 코르사주를 활용한다면 강하고 무거운 당신의 권위적인 이미지를 좀 더 부각시키면서도 따뜻함이 있는 사람으로 빛나게 한다는 것도 잊지 말자.

누군가에게 주목받고 싶거나 눈에 띄고 싶다면
노란색으로 표현하자

　당신이 수줍음이 많고 남들 앞에 나서는 것이 두렵다면 노란색을 활용하라. 사람은 누구나 양면성을 가지고 있다. 때문에 사회적인 두려움이 크다면 당신이 느끼지 못하는 무의식 속에 애정 결핍이라는 요소가 자리 잡고 있는 것인데, 이때 노란색을 가까이 하면 당신의 수줍음이나 부끄러움이 해소될 수 있다. 이렇게 컬러로 변화를 주는 것은 구태여 누군가에게 잘 보이려는 것이 아니라, 당신 스스로 당신 자신을 변화시키고 좀 더 많은 관계성을 갖기 위함이다.
　노란색이 너무 눈에 튀고 당신에게 버겁다면, 노란색을 응용한 혼합색인 주황색이나 연두색, 갈색을 활용해도 된다.
　직장에서 워크샵을 간다거나, 회식이 있다거나, 소개팅에 나갈 때 좀 더 유쾌한 당신이 되기를 바란다면 노란색 옷을 입

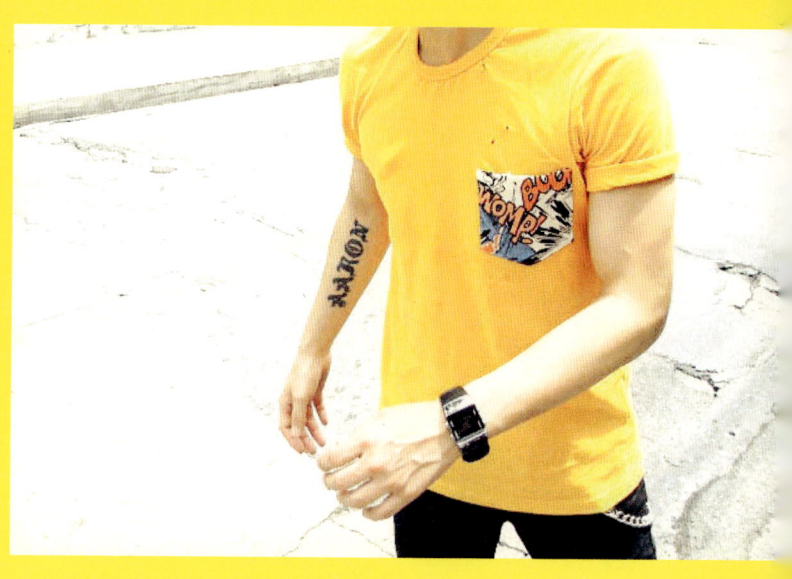

어라. 노란색은 상대의 호감도를 높여주는 눈에 가장 잘 띄는 컬러다.

노란색을 활용하면 굳이 당신이 말을 걸지 않아도 당신 주변에 사람들이 모이기 시작할 것이다. 그렇다고 샛노란 원색의 노란 컬러를 입으라는 것은 아니고, 은은한 노란빛이 감도는 옷을 입는 것만으로도 주변의 시선을 사로잡을 수 있다.

실제로 옐로우 컬러의 성향을 가지고 있는 이들 중에는 연예인들이 많으며, 뛰어나게 예쁘고 잘생기진 않았지만, 어디를 가나 튀고 사람들의 이목을 집중시키는 이들이 옐로우 컬러를 갖고 있는 경우가 많다. 말을 잘하는 사람들이나 리더십이 있는 이들 또한 옐로우 컬러를 많이 가지고 있다.

대체적으로 노란색을 선택한 사람들 중에는 능력자가 많다. 노란색은 자기애(ego)가 강한 사람들의 컬러로, 이들은 자존심이 무척 강하지만 밝고 긍정적인 성격을 지녔기 때문에 그다지 화를 내거나 싸울 일을 만들지 않는다.

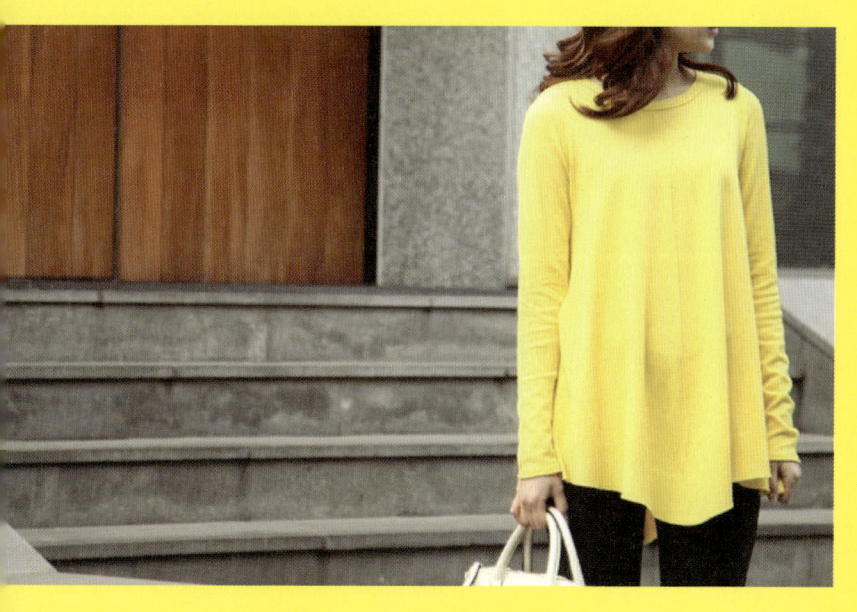

노란색을 선택한 당신은 타인에 대한 믿음이 강하고 무척 지혜로운 사람이다.

당신이 어디서나 사람들의 시선을 끌고 주목을 받는 것은 당신이 순수한 태양의 중심 컬러를 지녔기 때문으로 당신의 순수함이 자체 발광을 하게 되면 그 누구도 당신을 쳐다보지 않을 수 없다.

하지만 순수하기 때문에 타인으로부터 상처도 많이 받을 수 있는데, 다행스러운 것은 당신이 고민을 무척 싫어한다는 것이다. 그럴 때는 당신의 단순함이 큰 도움이 된다.

노란색을 선호하는 사람들은 호기심이 많고 흡수력이 높아서 남들과 똑같이 배워도 빨리 습득하는 능력이 있으며, 재주를 많이 가지고 있다. 웃음도 많고, 타인을 칭찬하는 것에도 인색하지 않은데, 그래서인지 사람들에게 인기가 많다.

노란색은 밝고 개방적이며 사람의 마음을 열어주는 순수한 컬러다. 누군가와의 첫 대면에서 자연스럽게 대화가 이뤄지길 원한다면 노란색을 선택하면 좋다. 나도 상대방도 기분 좋게 적극적인 대화를 유도할 수 있다. 고령의 어르신에게 어려보이는 효과를 주는 컬러 또한 빨간색이 아닌 노란색이다. 노란색은 사람들에게 희망과 행복감을 주는 컬러로, 의욕적인 변화를 일으키고, 의외의 결과를 주는 에너지가 있으므로 즐겨 활용하자.

자신감을 갖고 싶을 때는 레드로 표현하자

자칫 빨간색은 천박한 느낌을 주기도 하지만, 가장 정열적인 컬러다. 월드컵의 붉은 악마를 떠올려보면 붉은색의 공격성과 에너지가 엄청나다는 것에 당신도 공감할 것이다.

남성의 경우 빨간색 넥타이를 활용하면 상대방에게 당신의 강한 이미지를 심어줄 수 있으며, 여성의 경우라면 강렬한

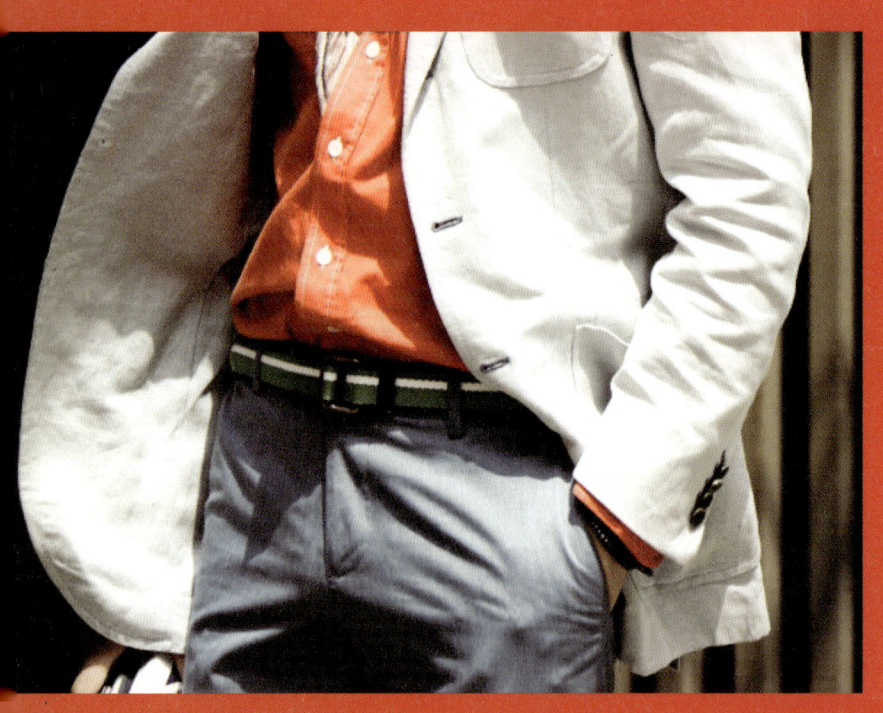

섹시함을 어필할 수 있다. 너무 지나친 레드의 사용은 분노의 표현이 될 수 있으므로 적당한 것이 좋다.

모든 컬러의 표현이 그렇듯이 어떠한 컬러든 양면성이 있으므로 메인컬러의 보색을 활용한다면 당신은 멋쟁이가 되며, 센스 만점인 사람이 된다. 강한 레드컬러를 조금 편하게 해주는 보색 벨트와 흰색 라인으로 포인트를 주면 한결 편하게 느껴진다.

당신이 누군가에게 화가 나 있거나 당신의 주장을 확실하게 어필하고 싶을 때는 레드 계열이 좋다. 레드는 표현하게 하는 컬러로, 빨간색은 정열적이면서도 뭔가 의도적인 위험이나 강한 인상을 어필하는 컬러라는 것을 당신도 무의식중에 느끼고 있을 것이다. 그동안 당신이 업무적인 성과를 보이지 않았다거나 뭔가 자신 있는 부분이 있다면 빨간색을 선택하면 좋다. 생명의 원천적이고 원초적인 컬러가 레드이듯이 당신 스스로 "살아있다."는 느낌을 갖고 상대에게도 그런 당신의 모습을 강렬하게 각인시킬 수 있다.

붉은 악마를 한번 떠올려보자. 오천만 인구의 이 작은 땅덩어리 대한민국이 월드컵 4강까지 갈 수 있었던 힘의 원동력은 물론 선수들에게 있지만 붉은 악마의 응원 에너지가 단연코 큰 힘을 실어주었다. 뜬금없는 얘기지만, 하나의 예로 간판의 글씨가 붉은 색이면 다른색 간판보다 먼저 탈색된다. 그것은 가장 큰 힘을 가진 태양에너지의 붉은 색을 모두 흡수하기 때문인데, 이처럼 붉은색은 가장 빨리 잊힌다. 응용을 한다면 강하게 어필할 필요가 있을 때만 강조해서 활용해야 그 효과가 뛰어나다.

뭔가 새로움이 있고 따끈한 뉴스 화제가 있을 때 붉은 색이 많이 활용된다. 사람들의 생활이 언제나 뜨겁고 화끈할 수는 없다. 아무리 매운 음식을 좋아해도 매일 먹진 않듯이, 무언가 표현하고 싶을 때 가끔씩 빨간 옷을 입어라.

레드컬러를 선택하는 사람들은 매사에 열정적이고 타인에게 표현도 잘 하지만, 정작 자신이 꼭 해야 할 말이나 행동은 못하고 지나쳐서 후회하는 경우가 많고, 남들이 보기에는 잘한 것 같은데 정작 본인은 불만스러운 것이 꼭 한두 가지 있다. 이것은 급한 성격 때문이다.

빨간색을 선택하는 사람들은 자신이 다 차려놓은 밥상을 남에게 빼앗기는 경우가 많다. 말하는 것을 좋아하기 때문에 어떤 프로젝트에 대한 자신의 아이디어를 자랑삼아 이야기했다가 다른 사람이 그 아이디어를 도용해서 성공하는 일이 발생하기도 한다.

만약 빨간색을 좋아하지 않던 당신이 언제부터인가 빨간색을 선호하게 되었고, 당신이 학생이거나 20대라면 부모님에 대한 불만이 쌓여 있는 경우가 많으며, 대개 빨간색을 선택한 사람들은 무언가를 하길 원하지만 부모들이 그것을 제약하는 경우가 많다.

빨간색을 선택한 당신이 조심해야 할 것은 상대가 당신의 의견에 이의를 제기할 때 화부터 버럭 내서는 안 된다는 것이

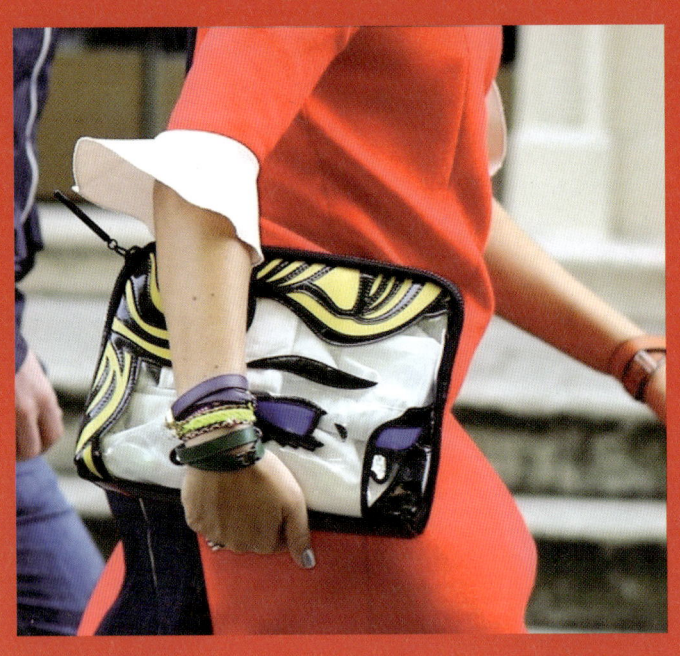

다. 먼저 상대의 말을 모두 침착하게 들어보자. 남의 말을 띄엄 띄엄 듣게 되면 결국은 그 화가 당신에게 미치게 된다는 것을 명심하자.

빨간색은 매우 활동적이다. 마치 활활타고 움직임이 강한 불을 연상하면 이해가 쉽다. 요즘은 팔찌를 레이어드하는 것이 트렌드지만, 유행과 상관없이 진정한 패션리더들은 자신이 필요하다고 느낄 때 항상 팔찌를 레이어드 한다. 다양한 종류의 팔찌가 있다면 어떠한 패션에도 활용하기 쉬우며, 빨간색의 보색인 초록계열을 함께 코디하면 좋다.

마음을 가라앉히고 싶을 땐 그린으로 표현하자

어제 누군가와 싸웠다거나, 거래처에 회유적인 모습을 보여줘야 하는 미팅이 있다면 연두색이나 초록색을 선택하면 좋다. 블루계열은 당신을 차갑게 느껴지도록 할 수 있으며, 레드계열은 당신에 대한 적대감을 높일 수도 있기 때문이다.

노란색도 좋긴 하지만 바람직하지는 않다. "어젠 들이대더니 날 놀리는 건가! 뭐하자는 거지?" 뭐 이런 곡해의 감정을 일으키기도 하기 때문이다.

노란색 자체는 순수함을 가지고 있는 컬러이지만, 상대가 이기적이거나 개인주의자라면 당신에 대한 이해나 배려를 일단 뒤로 하기 때문에 당신의 순수한 의도 자체도 곡해할 수 있다. 물론 감정이 상한 수위에 따라 다를 테지만, 가급적이면 사람의 마음을 차분하고 평온하게 안정시켜 주는 초록색계열이 좋다.

지식인 하면 네이버가 떠오르는데, 네이버의 검색창이 녹색이다. 녹색은 우리의 눈에도 자극적이지 않으며 심리적으로도 안정감을 준다. 그래서 왠지 신뢰가 가고 검색을 했을 때 나타나는 정보들이 믿음을 주며, 문제가 해결되는 느낌을 갖는다.

남성의 경우 초록색 넥타이를 멘다는 것 자체가 부담스러

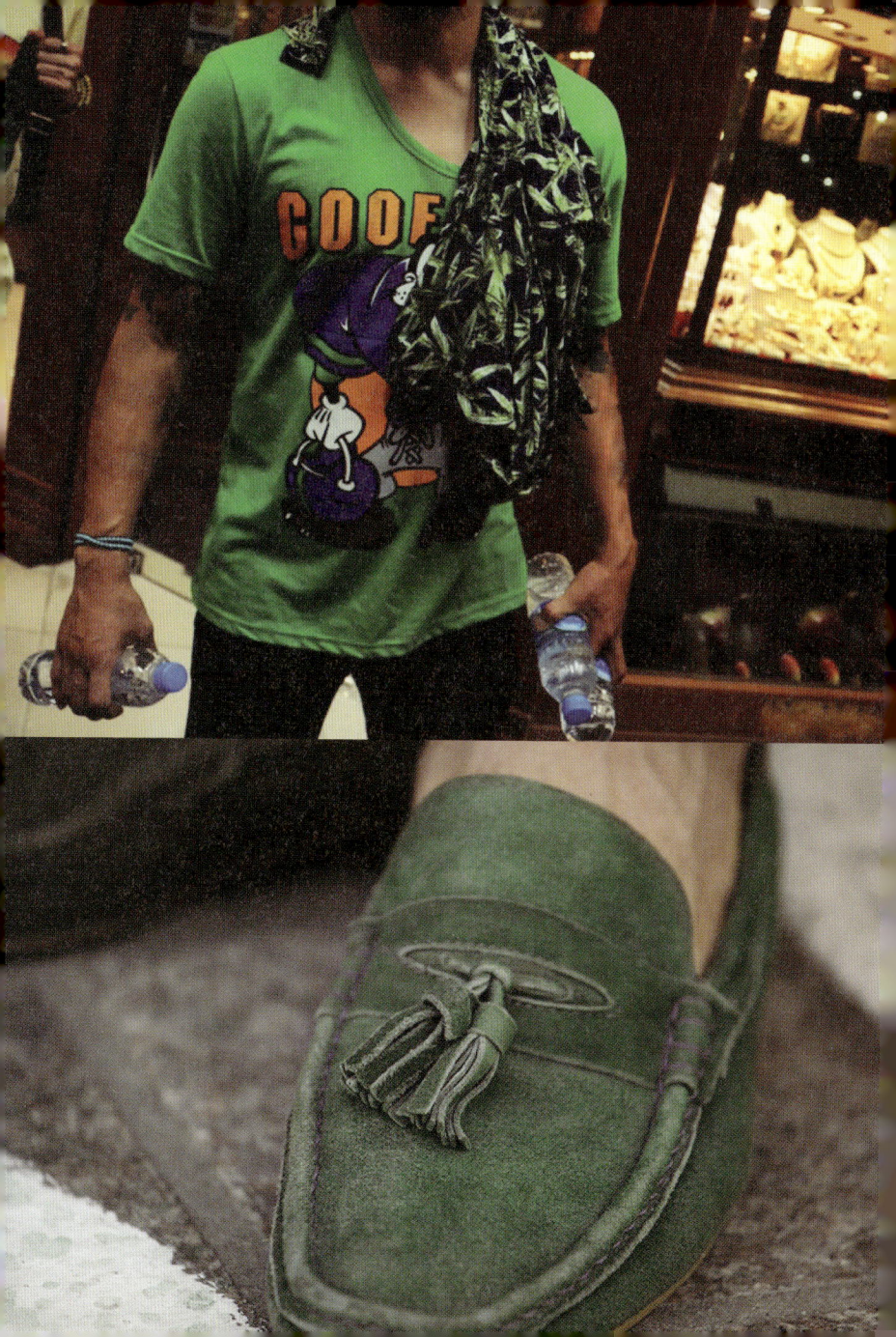

울 수 있기 때문에 자켓 깃에 앙증맞은 부토니에 장식을 하거나 녹색 신발을 신는 것 정도로 표현하면 좋다.

푸른색 계열이 모두 그렇듯이, 푸른색은 이성적인 컬러로 자기 내면의 모습보다는 타인에게 비치는 자신의 모습을 무의식적으로 존중하는 컬러다.

초록색을 선호하는 사람들은 가만히 있어도 타인들이 먼저 와서 말을 건넨다. 이들이 이야기를 들어주는 것만으로도 상대는 힐링이 되는 것을 느끼는 경우가 많은데, 녹색 컬러 성향의 사람들은 주로 상담을 해주는 직업을 가진 경우가 많다.

물론 그렇지 않은 경우도 있지만, 일상생활 속에서 당신도 모르게 전화를 걸어 고민이나 넋두리를 풀어 놓게 되는 친구가 있다면 그 친구는 아마도 초록색을 좋아할 가능성이 높다.

초록 숲이나 바다는 당신이 어떤 모습이든 항상 묵묵하게 그 자리를 지키고 있는 것처럼, 그냥 바라만 보아도 마음이 편해지고, 마음속 깊은 곳에 있는 어려움과 괴로움을 다 털어놓

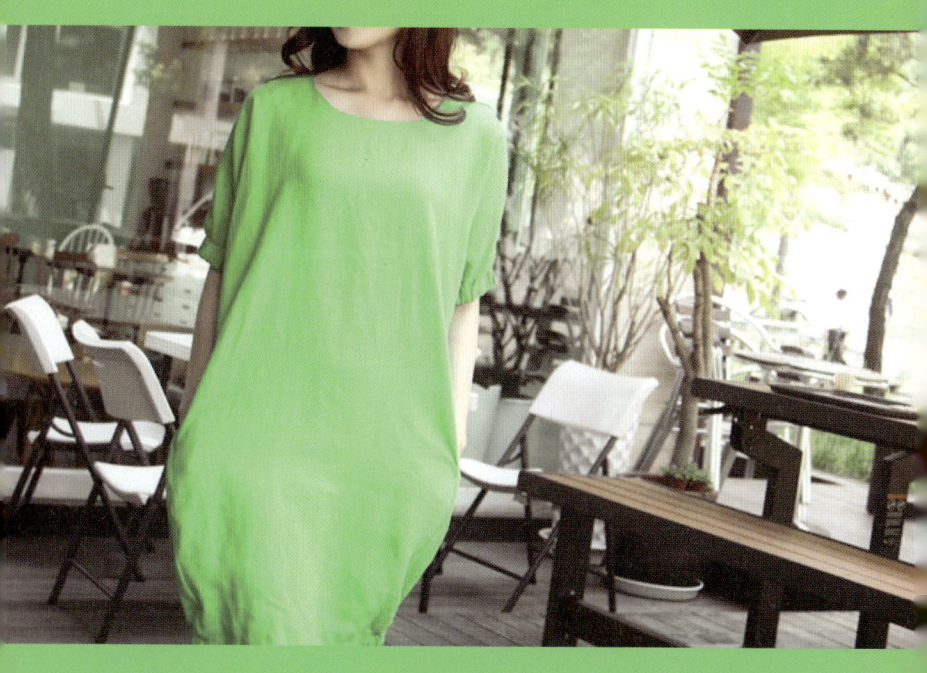

고 올 수 있는 숲과 바다와도 같은 사람들이 바로 녹색 성향의 사람들이다.

   그래서 당장 누군가에게 화가 잔뜩 나 있는데 사과를 해야 한다면 초록색 옷을 입어라. 초록색을 보는 것만으로도 사람의 마음이 안정되고 평온해진다. 초록색은 눈의 피로감을 없애는데도 효과적이며, 사람과 사람 사이의 관계성에 있어 신뢰감을 증폭시키고 원만한 인간관계로 만드는데 도움을 주는 컬러다. 하지만 초록색 컬러는 몸이나 마음의 균형이 깨어졌을 때 밸런스를 맞추는 데는 도움을 주지만 자칫 외로움을 느끼게 하는 컬러이므로 따뜻함을 주는 붉은 계열의 소품 아이템과 함께 활용하면 좋다.

냉정한 판단력이 필요할 땐 블루로 표현하라

　실제로 시험공부를 할 때 파란색 볼펜을 사용하면 집중이 잘된다. 블루는 상대방에게 지적으로 보이고 싶을 때 활용해도 좋고, 당신이 학습을 해야 할 때나 어떤 사람과의 관계나 업무를 처리함에 있어서 냉정한 판단을 내려야 할 때 필요한 컬러다. 연한 하늘색은 스마트하고 경쾌한 이미지를 심어주지만, 블루는 좌뇌를 자극하는 컬러로 계약을 체결할 때 도움을 준다. 또한 불면증이 있거나 왠지 모를 설레임으로 기분이 들떠 있을 때 파란색을 활용하면 좋지만, 다소 진한 블루는 생각에만 머문 채 당신의 냉정한 판단력을 스트레스로 이어지게 할 수 있다는 걸 명심하자.
　대체적으로 파란색을 선택하는 사람 중에는 장녀나 장남 또는 어떠한 일에 대한 책임이 따르는 위치에 있는 사람들이 많다. 그래서인지 일에 대한 스트레스가 많지만, 타인의 눈에

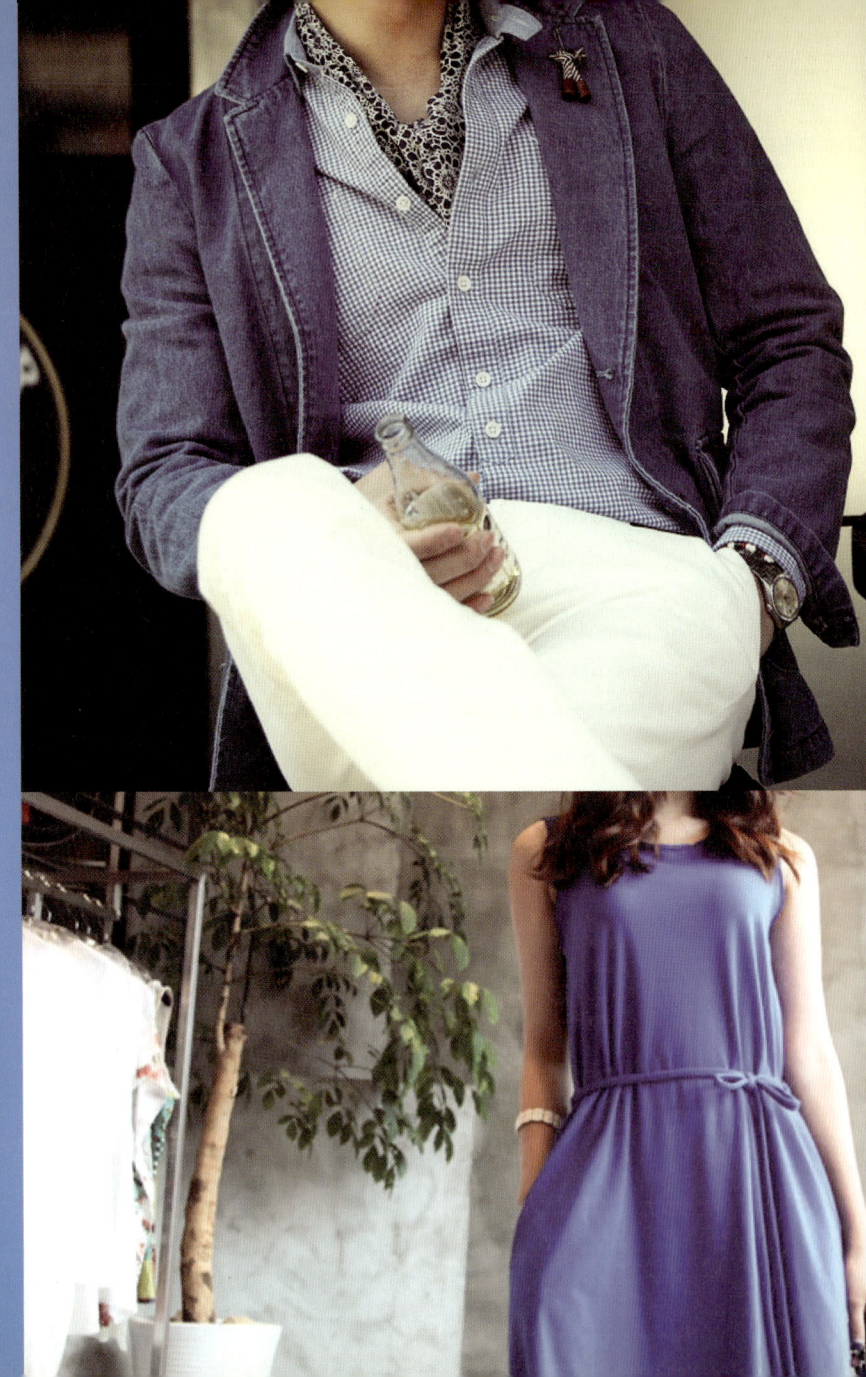

는 의연한 모습으로 비춰지는 경우가 많으며, 다른 사람이 보기에는 고민이 많지 않아 보이지만, 정작 본인은 무척 머리가 아프다.

파란색을 선택하는 사람들 중에는 아버지에 대한 트라우마가 있는 경우가 많았고, 아버지의 엄격함 때문에 주눅이 든 생활을 하는 사람들이 많다.

블루 컬러의 옷을 즐겨 입는 당신은 대화가 필요하다. 타인을 위한 그냥 '말'이 아니라, 당신 자신을 위한 대화, 즉 사람들과의 소통이 필요한 것이다. 소리 내지 않고 가만히 있는다고 해서 해결되는 것은 없다. 당신이 고민하고 있는 문제와 스트레스를 해소하기 위해 적극적으로 나서야 하며, 과감한 결정을 내려야 한다. 책임감에 얽매여 고민하지 말고 자신을 위해 진정한 선택을 하라.

파란색 계열은 인체의 부위 중 목과 관련이 있다. 목이 아플 땐 파란색 스카프를 활용하면 효과적이다.

블루와 보색인 오렌지컬러를 활용하면 좀 더 경쾌한 이미지를 줄 수 있으며, 화이트컬러를 활용하면 보다 시원하고 깔끔한 이미지를 줄 수 있다.

배려와 친절함을 표현하고 싶다면
오렌지컬러로 표현하자

오렌지 컬러는 왠지 기분이 좋아지게 만드는 컬러다. 처음 대면하는 이에게도 좋지만, 전부터 알고 지내온 친분이 있는 이들에게도 밝고 즐거운 감정을 일으키는 컬러로, 실제로 오렌지 컬러의 옷을 입으면 몸도 마음도 건강해지는 것 같고 즐거워 보인다. 상대방도 나도 모두 즐거워질 수 있는 컬러지만, 다소 오렌지의 에너지가 강하게 작용하면 가벼운 느낌이 들 수 있으니 중요한 거래 계약이 있을 때는 오렌지 컬러의 옷을

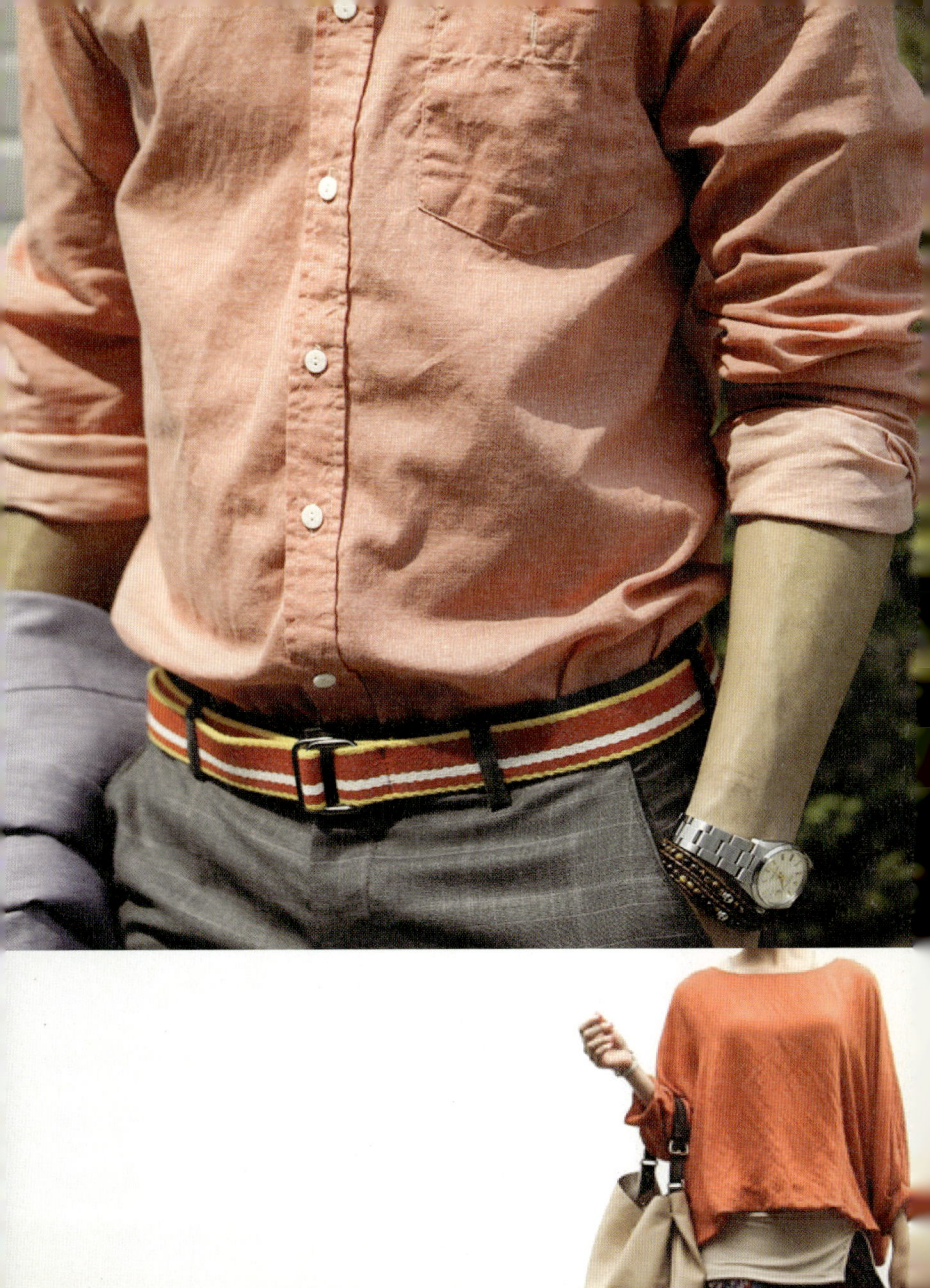

피하는 것이 좋다.

　남성들이 원색의 옷에 도전하는 것은 칭찬해줄만 하다. 타인의 시선 때문에 원색 셔츠를 입는 것이 꺼려진다면, 친절하고 경쾌한 이미지를 심어줄 수 있는 오렌지 컬러의 넥타이를 하면 좋다.

　오렌지컬러를 가까이하면 당신 자신도 활기찬 에너지가 넘쳐나며, 상대방에게도 그 에너지가 전달되어 기분이 좋아진다. 당신이 중간 관리자라면 더욱 오렌지 컬러를 활용하도록 하자. 하지만 누군가에게 업무적인 충고를 해야 한다면 진한 블루 또는 남색계열이 좋다.

　진한 블루와 보색관계인 오렌지, 이 두 가지 색은 오묘한 관계성을 가지고 있다. 물론 보색 관계가 모두 그렇지만, 블루의 다소 보수적이고 권위적인 성향을 오렌지 컬러가 부드럽고 친숙한 느낌으로 보완해 준다.

　만약 당신 스스로 컬러풀하거나 원색적인 옷이 부끄럽게 느꺼지고 잘 소화할 수 없다고 생각된다면 채도를 낮추면 된다.

    오렌지 컬러를 선호하는 이들은 일반인들에 비해 정신적 성숙이 빠르며, 이성에 빨리 눈을 뜬다. 남성은 여성적인 성향을 띠고, 여성은 남성적인 성향을 띠는 경우가 많으며, 자신이 좋아하는 것에 집착하기도 한다. 이들의 강점은 남들과는 다른 독특한 시각과 이벤트적인 사고, 기획력이 좋다는 것이다. 또한 생각이 다양하고 워낙 호기심이 왕성하기 때문에 독특한 아이디어와 아이템을 많이 가지고 있다.

    하지만 시간 개념이 부족해서 식습관이 불규칙할 수 있으며, 호르몬 분비로 인한 피부트러블이 잦을 수 있으므로 하루에 30분 정도 규칙적인 운동을 해주면 좋다. 물론 당신만의 패션스타일을 만드는데 있어 옷의 컬러에만 치중할 필요는 없다.

    다양한 소품을 활용하는 것이 자기 만족도를 높일 수 있으며, 옷이 밋밋하다면 다소 큰 가방을 활용해도 좋고, 보색인 블루를 활용하면 당신이 더욱 돋보일 수 있다.

당신의 강한 관념이나 센스를 발휘하고 싶다면 블랙으로 표현하라

한국인들이 가장 선호하는 컬러가 블랙이다. 블랙은 다소 강한 느낌을 줄 수 있지만, 새내기 신입사원이라면 선배나 직장 상사에게서 많은 것을 배우겠다는 자세가 필요한데 블랙은 상대로 하여금 닫혀 있는 느낌을 주는 컬러에너지를 가지고 있으므로 신입사원이라면 블랙컬러는 피하는 것이 좋다.

참고로 검정색 수트보다는 남색이나 회색 수트가 당신의 이미지를 한결 부드럽고 경쾌하게 만들어줄 것이다. 남색은 신뢰감을 주며 규율을 잘 따르는 에너지를 준다. 회색은 무채색이지만 채도에 따라 다소 따뜻하게도 보이며 차분함을 준다는 것도 기억하자.

검정색은 강하고 도시적인 이미지를 심어주는 컬러로 강하게 어필하고 싶을 때 활용하면 좋지만, 뭔가에 억눌려 있거

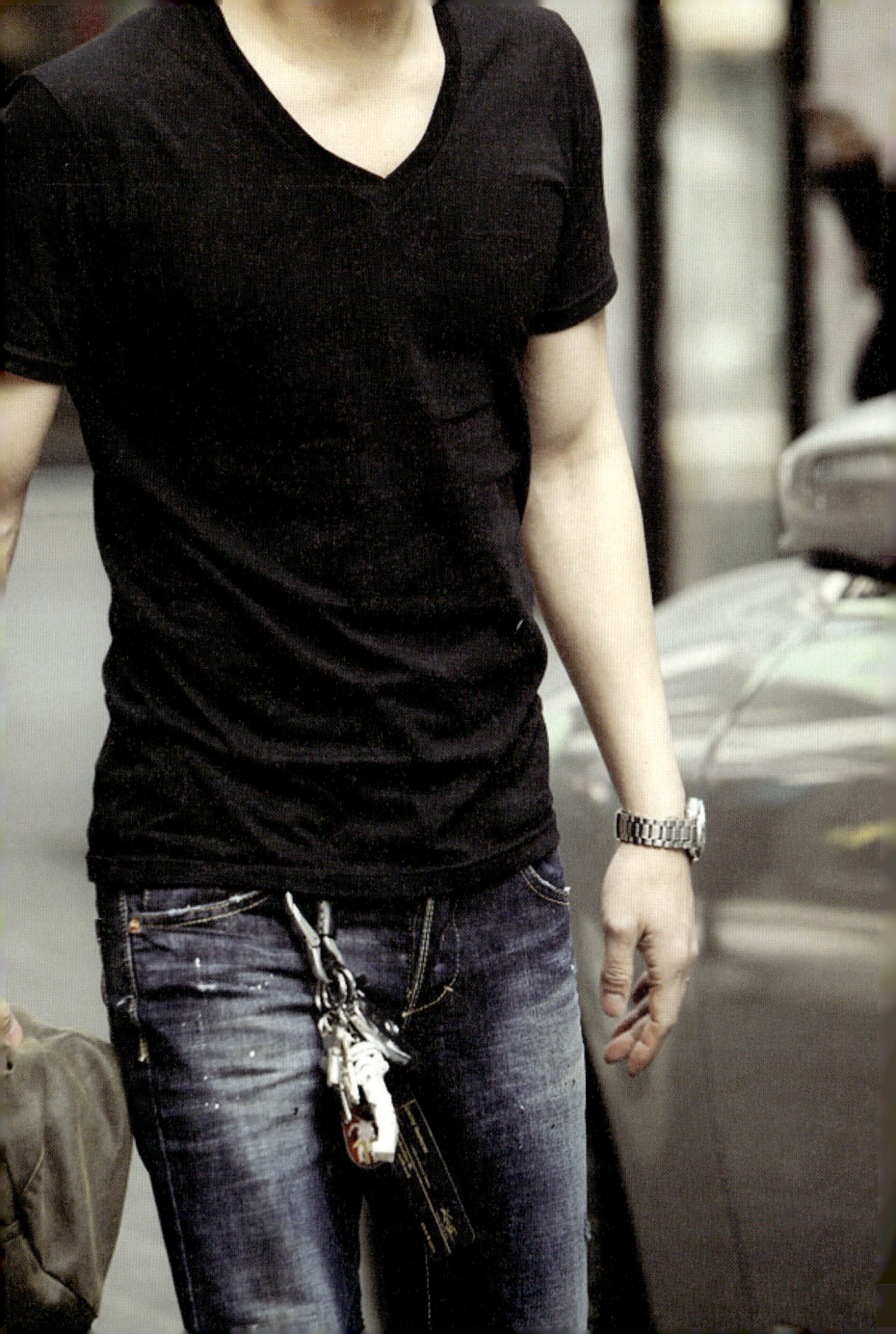

나 화해를 원한다면 블랙과 레드는 피해야 하는데, 이는 두 컬러가 상대방을 자극할 수 있기 때문이다. 검정색은 다소 거만한 이미지가 있지만, 상대에게 특별함과 강한 이미지를 주는 컬러이기 때문에 비즈니스 컬러로는 좋지만, 인간관계를 필요로 할 때는 상냥함과 부드러움이 느껴지지 않으므로 피하는 것이 좋다.

사실 성별을 떠나 조금이라도 날씬하게 보이려고 블랙 컬러의 옷을 많이 선호한다. 솔직히 검정색 옷이 신체적인 결점을 커버해주기는 하지만, 검정 컬러의 특성상 자신만의 틀에 갖혀 오히려 강박증이나 우울증으로 인해 더욱 폭식하게 되는 경향이 있으니 주의해야 한다. 몸매가 좋지 않다고 해서 자신이 원하는 컬러는 뒤로 한 채 항상 검정색 옷만 입는다는 것은 너무나 우울하지 않은가. 이젠 과감하게 당신을 표현하기 바란다.

블랙을 선호하는 사람들은 대체적으로 자신만의 세계에 사로잡혀 혼자만의 생활을 즐긴다. 타인과 어울리는 것 자체를 귀찮아하며, 혼자 있을 때 오히려 편안함을 느끼는데, 세상에 대한 두려움보다는 사람에 대한 상처가 깊거나 자신만의 트라우마에서 벗어나지 못하는 사람들이 주로 블랙을 좋아한다. 누군가가 당신에게 상처를 줬다고 해서 세상으로 향한 문을 굳게 걸어 잠그진 말자. 당신에게 지난날의 상처가 있다고 해서 당신 스스로를 힘들게 할 필요는 없다. 그저 그런 때도 있었구나 하고 흘려버리자. 물이 고이면 썩듯이 삶에 대한 부정적인 당신의 생각이 당신 스스로를 숨 막히는 틀 속에 가둬버릴 수도 있다. 틀을 깨어버리면 잃어버린 당신의 컬러친구를 찾을 수 있다. 당신이 손을 내밀지 않아도 당신에게 누군가가 손을 내민다면 그 손을 잡고 상대의 체온을 느껴보자. 당신은 살아 있다.

물론 컬러는 아웃웨어보다는 당신의 피부와 직접적으로 닿을 때 더 큰 효과를 발휘한다. 그래서 양말이나 속옷, 손목에 차는 팔찌나 시계가 중요하며, 하의보다는 상의가 더욱 중요하다. 심장이나 뇌와 가까울수록 컬러 에너지가 당신에게 강

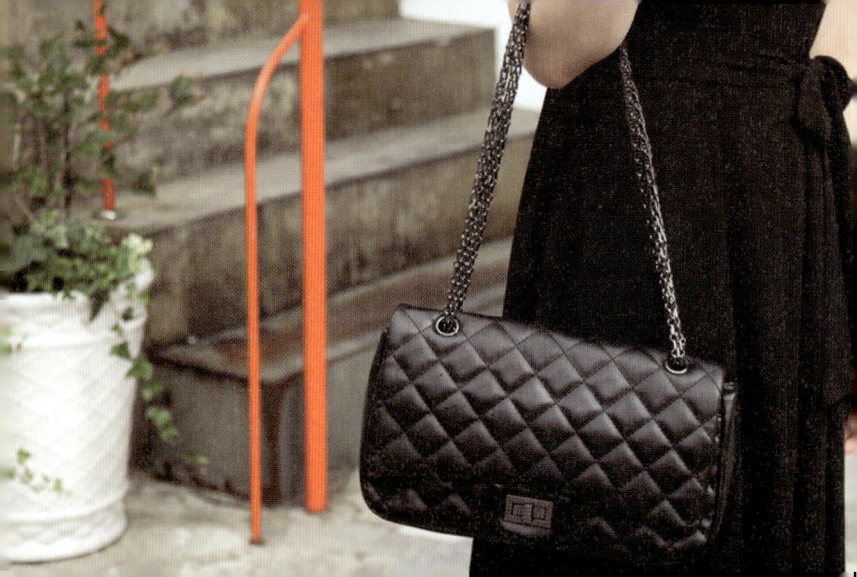

하게 작용하기 때문이다. 인간은 시각적 동물이다. 뇌와 직접적으로 연결되어 있는 눈을 통해 그것에 대한 정보가 인식된다는 점을 명심하자. 굳이 검정색이 아니더라도 마음만 먹으면 건장한 체격으로 보이게 할 수도 있고 날씬하게 보이도록 할 수도 있다. 당신에게 검정색 옷이 많다면 가방이나 액세서리로 보색인 흰색이나 노란색, 또는 주황색을 활용하면 좋다.

순수함과 완벽함을 표현하고 싶다면
화이트컬러를 이용하자

흰색을 좋아하는 사람들은 완벽주의자나 순정파일 가능성이 높다. 당신의 책상이 지저분하다거나, 사람들에게 당신이 꼬질꼬질한 이미지로 비춰지고 있다면 당장 흰색 계열의 옷을 입고 출근해보자. 당신 자신도 모르게 옷에 무언가가 튈까봐

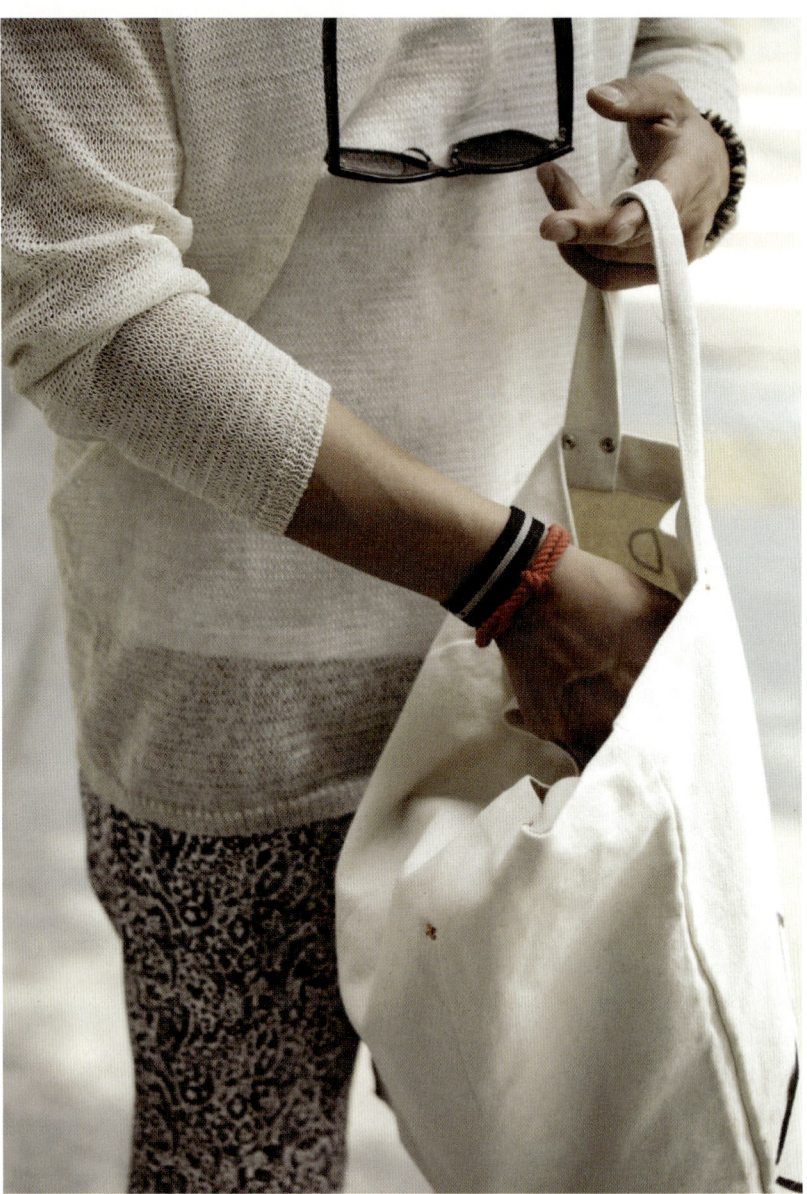

조심스러워지며, 무의식적으로 행동 성향이 조금씩 바뀌어가게 된다.

흰색은 완벽과 순수를 표현하므로 경쾌함이나 당신의 주장도 함께 내세우기 위해서는 검정색을 활용하거나 경쾌함을 더해주는 오렌지컬러로 포인트를 주는 센스를 발휘하면 좋다.

흰색은 빛의 컬러로 무지갯빛을 모두 혼합했을 때 나오는 컬러라는 것을 이제 당신도 알고 있다. 흰색을 좋아하는 당신은 만능 엔터테이너의 성향을 가지고 있으며, 당신 자신이 특별한 능력의 소유자라는 것도.

하지만, 완벽한 것에도 단점은 있기 마련인데, 화이트 컬러를 즐기는 당신은 사랑에 조금 서툰 경향이 있으며, 너무 완벽해 보이기 때문에 이성이 쉽게 다가오지 않는다.

다른 사람들이 보기에는 모든 것을 다 갖추고 있는 듯해도 당신은 사실 너무 외롭고 쓸쓸한 나머지 조금이라도 자신에게 관심을 가져주는 사람이 나타나면 관심을 보인다. 아주 싫지

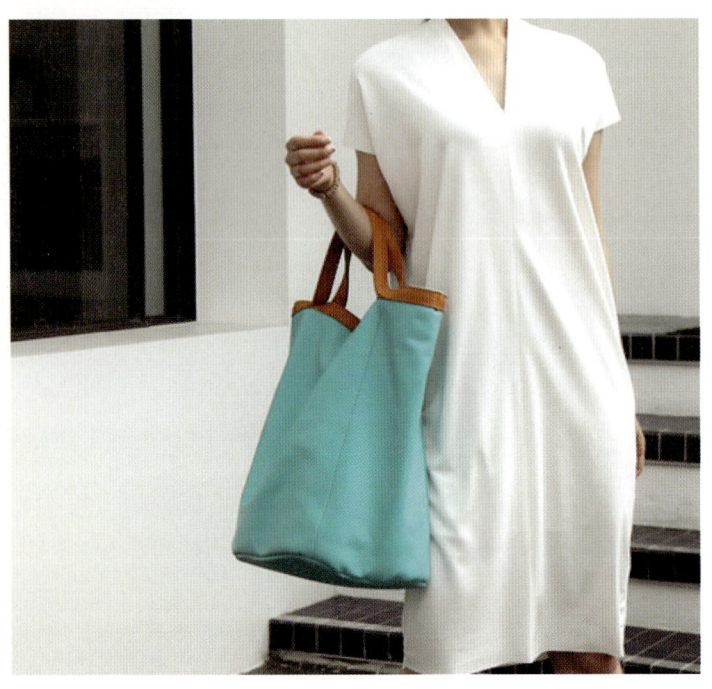

만 않으면 자신과 어울리는지의 여부를 떠나서 누구든 잘 만나므로 인간관계 역시 무척 다양하며, 동성과는 친해지기 전까지 적이 많다는 단점이 있기는 하지만, 내면적 에너지는 거대하며, 결코 쓰러지지 않는다.

일과 사람, 사랑에서도 다양한 경험을 하며, 어떤 상황에서도 남들보다 빠르게 일어서며, 순수함을 가지고 모든 것을 대하기 때문에 처음에는 조심스럽지만, 항상 변함이 없는 좋은 사람으로 보이는 것이 화이트컬러 성향의 사람들이다.

화이트컬러 의상에 푸른색계열을 매칭하면 좀 더 시원하고 패셔너블한 이미지로 표현할 수 있으며, 붉은색 계열을 활용하면 보다 따뜻한 이미지로 표현할 수 있으니 다양한 컬러 아이템들을 멋지게 활용해보자.

신비주의 모험가로 새로운 것에 도전하고 싶다면 바이올렛으로 표현하라

바이올렛 컬러를 선택한 사람들은 영성적인 에너지가 강하게 나타난다.

남성과 여성 모두 이 컬러를 선택하는 사람들은 중성적인 성향이 강하며, 특히 여성의 경우에는 일반 여성들에 비해 포부가 크다. 또한 여행에 대한 열정이 있는 사람들이 바이올렛 컬러를 선택하는 경우가 많다.

자유로운 영혼으로 이 컬러를 선택하는 사람들은 혼자서도 무엇이든 잘하며, 독신주의자는 아니지만, 여성이라면 대체적으로 결혼이 늦는 경우가 많은데, 그것은 자신의 에너지를 감당할 큰 그릇의 상대를 아직 만나지 못했기 때문이다. 하지만 당신의 도전의식에 박수쳐 줄 수 있는 상대는 분명히 있다. 멀리서 찾지 말고 당신과 가장 밀접한 관계에 있는 사람 중에서 한번 찾아보자. 등잔 밑이 어두운 법이다.

바이올렛은 여성들이 많이 선택하는 컬러처럼 보이지만, 실제로 이 컬러를 선호하는 남성도 많았다. 이 컬러를 선택하는 사람 중에는 인류학을 전공하는 학생도 있었지만, 명상을 하는 사람들이 많았다. 명상의 기본은 자연과 나, 모든 인류가 하나됨을 깨닫는 것이다.

이 컬러는 사랑이 넘치는 사람들과 정신적 사랑을 더욱 크

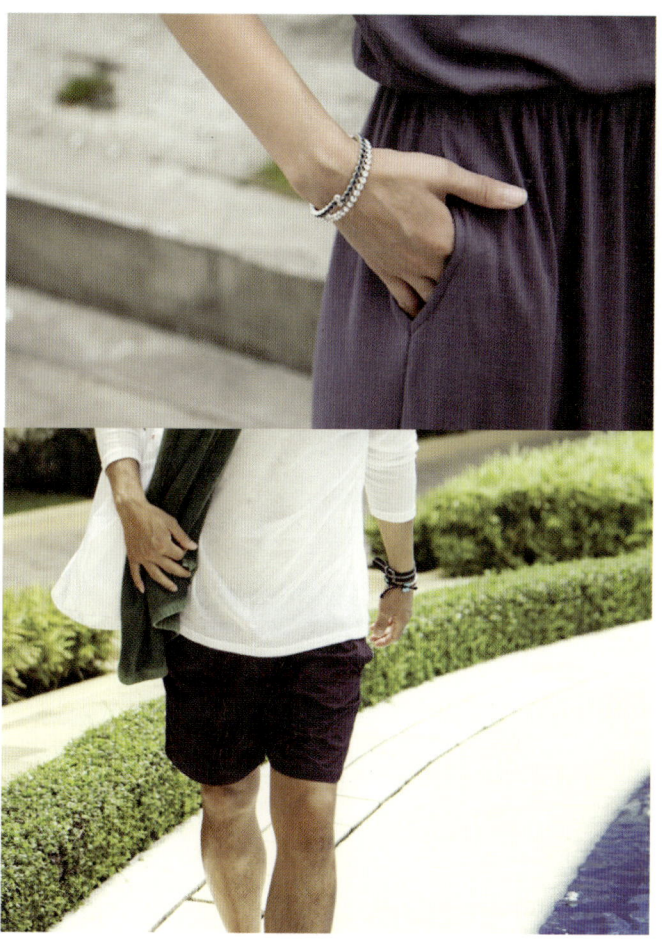

게 생각하는 사람들이 주로 선택했으며, 남녀 간의 사랑이 아닌 모든 사물과 사람의 관계성에 대한 이치를 감사함으로 받아들일 줄 아는 사람들이 많았다. 물론 이 컬러를 선택하는 사람들이 흔하지는 않다. 연세가 있는 어머니, 아버지들이 주로 이 컬러를 좋아하는데, 이것은 우리 부모님들에게 그 어떤 상황에서도 모든 것을 다 감싸 안는 성향이 있기 때문이다. 때문에 이 컬러를 선택하는 사람들이 많아지기를 바라는 마음이 크다.

예술가 하면 떠오르는 컬러가 보라색이다.

파란색의 이성적이고 지적인 느낌과 빨간색의 강하고 뜨거운 열정을 섞어 놓은 컬러가 바로 보라색이듯, 이 컬러를 선호하는 이들은 지성과 열정을 함께 지니고 있다. 다소 일반인들과는 어울리지 않는, 자신만의 세계에 대한 동경이 강해 보이지만, 사람에 대한 사랑도 많으니 보색인 노란색으로 포인트를 준다면 사람들이 당신에게 좀더 편안하게 다가올 것이다.

변함없이 따뜻한 사람으로 보이고 싶다면
브라운컬러로 표현하자

브라운 컬러를 선택하는 사람들은 옆에 있는 것만으로도 상대에게 따뜻함과 평온함을 주는 힘이 있다. FM대로 하는 면도 있지만 예의가 바르며, 의외로 자유로운 사고를 가지고 있는 사람들이 이 컬러를 많이 선택한다. 이들은 주변 사람들에게 즐거움과 따뜻함을 주며, 상대를 위한 배려심이 깊고, 누군가에게 고민이 있으면 그냥 지나치질 못한다.

근심 속에 있는 동료에게 따뜻하고 긍정적인 위로의 말을 아끼지 않는 이들과 이야기를 하다보면 치솟던 화가 어느 결에 풀려 버리고, 무거웠던 어깨가 가벼워진다. 때문에 이 컬러를 지닌 사람들은 변함없는 인기를 누린다.

브라운 컬러를 선택한 당신은 변함없는 사랑을 베풀기 때문에 그 따뜻한 사랑만큼 당신에게 감사함을 느끼는 사람들이

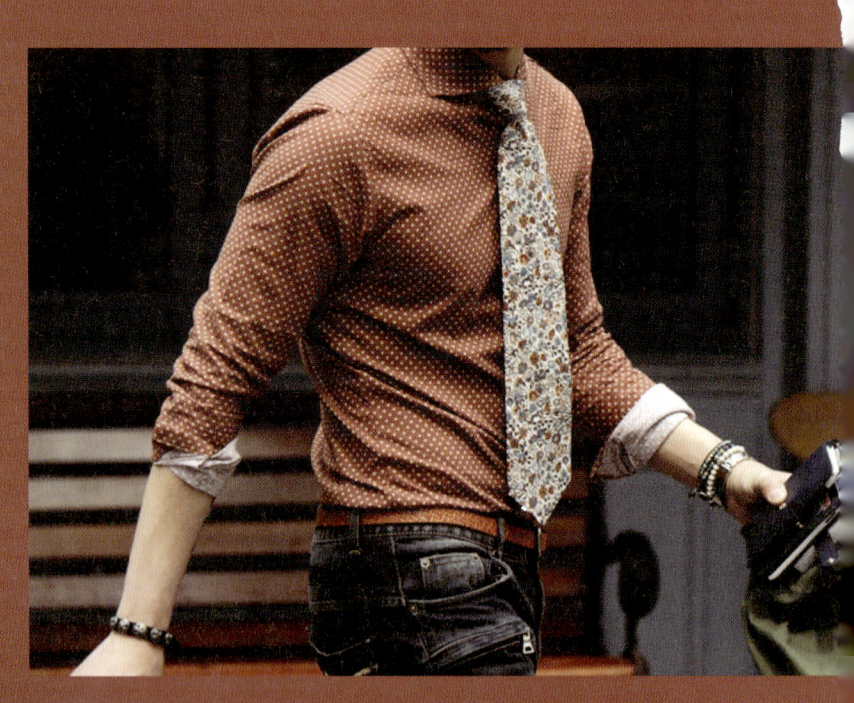

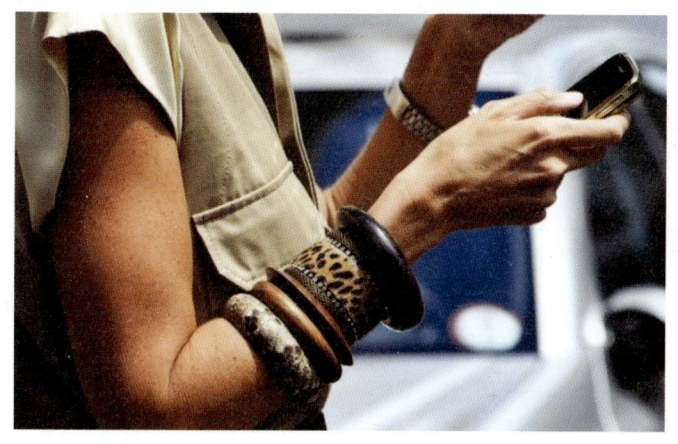

많다. 그러므로 당신은 행복한 사람이다.

가끔씩 당신 혼자만의 여유를 누리고 싶다면 브라운컬러와 보색인 그린계열의 컬러를 함께 코디하면 좋다.

하지만 막상 이 컬러를 선택한 사람들은 어렸을 때 부모와 떨어져 지냈다거나 하는 상처가 있는 과거를 지닌 상담자가 많았는데, 이들은 자신의 상처를 스스로 치유하고자 하는 자기만족적인 멘토의 성향을 보인다. 브라운 컬러를 선호하는 당신은 누군가가 변화하고 성장하는 것을 보면서 뿌듯함을 느끼며, 사람을 좋아하고 식물 가꾸기를 좋아한다. 취미생활로 등산이나 걷는 것을 좋아하며, 자신의 성향대로 땅을 밟는 것을 좋아한다. 이젠 잠시 쉬면서 당신의 시간을 갖도록 하자.

자연이 겸손한 것처럼, 이 컬러를 좋아하는 사람들은 겸손과 겸양의 미덕을 지닌 사람들을 더욱 아낀다. 소리 없이 다 내어주는 자연과 같은 심성을 지닌 이들은 세상 이치를 모두 깨달은 자들로, 그것을 존중해 주는 이와 만나면 작은 눈빛만으로도 교감하는 능력이 있다.

굳이 옷이 아니더라도 작은 액세서리만으로도 자연을 느끼는 것을 좋아하는 당신은 따뜻함이 가득하다. 너무 많은 것을 내어주기보다는 당신을 위해 따뜻함을 주고 싶다면 노란색이나 핑크색을 활용해서 함께 코디하면 당신의 마음도 따뜻해질 것이다.

브라운 컬러를 선호하는 사람들은 결단력이 부족하다는 특성을 지니고 있는데, 스스로 충분히 잘해 나갈 수 있는데도 불구하고 우유부단함 때문에 주변 사람들과 함께 방황하는 경우가 많다. 그들은 적당히 어울리는 것을 좋아하지만, 자신의 노력으로 쌓아올린 친분관계를 제대로 활용하지 못하고 있으며, 사람들의 기대에 제대로 부응하지 못하고 있다. 당신이 브라운 컬러 성향이 많다면 주변을 살피기보다는 당신이 원하는 방향으로 사람들을 움직이는 리더가 되어야 한다.

또 자기 내면의 참모습을 발견하게 되는 기회를 적극적으로 가져야 하며, 지나친 겸손은 오히려 당신이 가지고 있는 능력을 잃게 할 수도 있다는 것을 명심하자. 빠른 판단이 어렵다면 파란색 계열의 컬러를 가까이 하면 좋다.

마음의 눈을 뜨고 세상을 바라보면
행복은 이미 당신 곁에 있다

내가 당신에게 형형색색의 컬러스타일을 알려주는 건 값비싼 옷이나 신발, 그 무엇을 구입하고 사라는 것이 아니다.

하다못해 쉽게 찢어지는 작은 색종이 한 장에도 당신의 마음을 움직일 에너지는 충분히 있으며, 당신 자신이 어떤 마음을 먹지 못하는데서 세상에 대한 불평불만이 쏟아져 나오는 것이다. 직장이나 학교, 가정이나 가족 사이에서 당신이 싫어하는 사람을 어떤 컬러의 마음안경을 쓰고 바라보고 있는지 생각해보자.

당신이 누군가를 보며"밉다, 싫다."라고 무의식적으로 되뇔 때 상대방은 당신 자신보다 더 빨리 당신의 마음 빛깔을 본다. 아침에 눈떠서 와이프, 또는 엄마의 잔소리가 듣기 싫다고 하지 말고 당신이 먼저 발빠르게 움직여보길 바란다. 양치질하는 칫솔의 색깔을 바꿔도 좋다.

어제 저녁에 입으려고 골라놓은 옷이 오늘 아침에 다시 마음에 들지 않는다는 건 당신이 그만큼 감정의 변화가 많은 사람이기 때문이다.

기왕이면 즐겁고 행복하고 평온하게 살고 싶지 않은가?

월급 몇 푼 더 받겠다고 야근에, 스트레스에 치여 살지 않길 바란다. 당신 자신을 위한 시간을 내어주는 곳이 천국이라는 생각으로 살아가야 한다.

 직장이 짜증스럽다면, 집이 짜증스럽다면 당신 자신부터 바꾸어야 한다. 누군가에게 받으려 하지 말고 먼저 내어주라. 꽃 한송이라도 사다가 식탁이나 책상에 꽂아두자.

 부모님이 물려주신 당신의 몸과 마음을 더럽히지 않는다면, 당신 스스로 자신감이 생길 때 삶의 방향이 긍정적으로 바뀐다. 주어진 일, 가정, 환경, 삶의 전반에 컬러가 함께 하고 있다. 가장 먼저 바뀌어야 할 것은 당신 자신이라는 것을 알고 세상을 바라보길 바란다.

 눈에 보이는 것이 전부는 아니지만, 눈을 통해 뇌가 인식한다는 것을 깨닫고 모든 사물을 마음의 눈을 뜨고 바라본다면, 상대방의 감정 또한 지각할 수 있게 된다.

 옷이라는 것은 냄새 안 나고 청결하고 깔끔한 느낌을 주는 것만으로도 충분하지만, 여기에 당신과 잘 어울리고 당신의 이미지를 좀 더 부각시켜줄 수 있는 컬러의 옷과 액세서리를 착용한다면 사회적으로 더욱 좋은 관계성을 유지할 수 있다는 걸 명심하자.

사람은 누구나 양면성을 가지고 있듯이 컬러 역시 이중성을 띠고 있다.

사람은 무의식중에 완벽한 빛의 컬러가 되기 위해 자신도 모르게 원하는 컬러를 찾게 되는데, 그것은 당신 자신에게 그 컬러의 성향이 있어서일 수도 있고, 당신에게 그 컬러가 필요해서일 수도 있다. 때문에 당신이 선택한 컬러와 보색의 컬러가 당신에게 도움을 주는 에너지를 가지고 있으므로 옷이나 음식, 작은 색종이 하나라도 같이 소지하면 좋다.

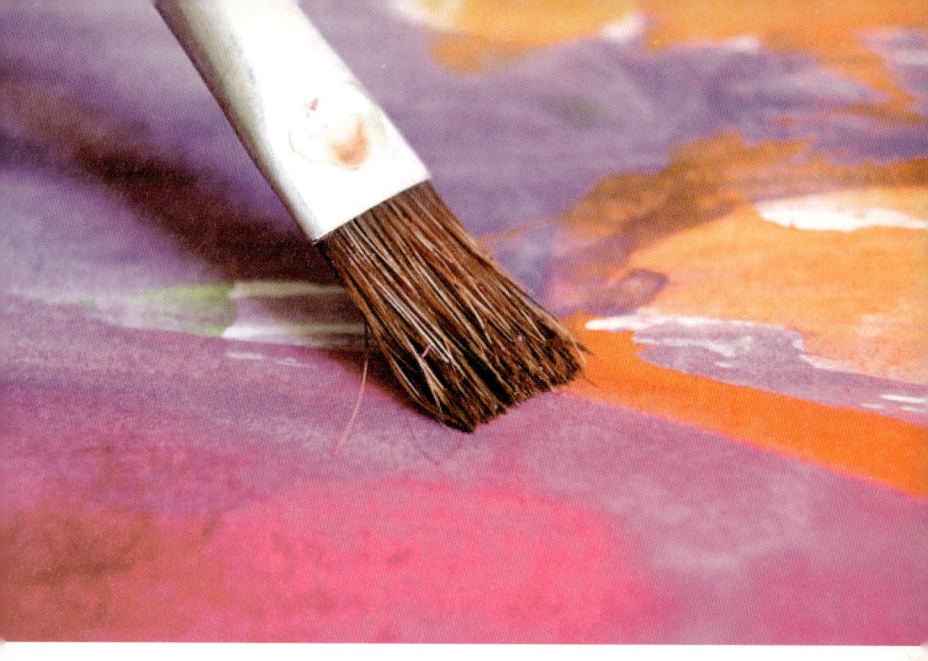

이제 붓을 들고 당신 삶의 도화지에 그림을 그려보자.
어떤 컬러가 떠오르는가.
당신의 삶을 어떤 컬러로 물들일지는
당신 자신에게 달려 있다.

이 챕터의 일부 사진 자료는 로토코닷컴(www.lotoco.com)과
쥬줌(www.zoozoom.com) 사이트 자료를 참고했습니다.

Chapter 4

나를 치유하는 포토 테라피

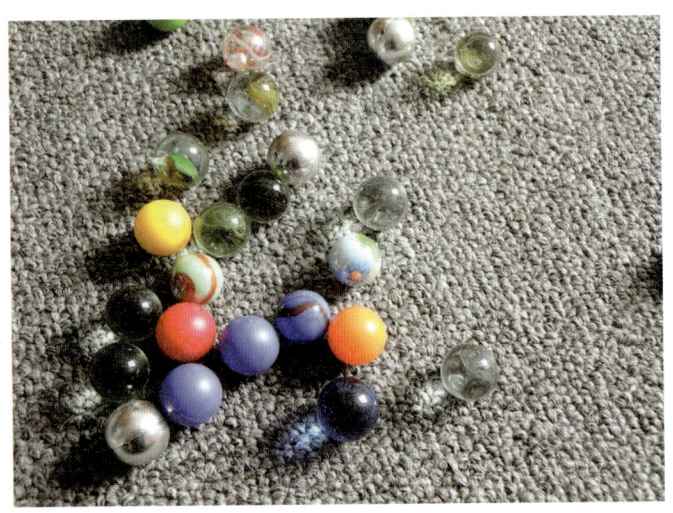

어릴 적 유리구슬을 가지고 놀았던 때가 아득하다.
요즘 아이들은 형형색색의 장난감이 많이 있지만
내가 어렸을 때는 유리구슬만 있으면 몇 시간이고 친구들과
재미있게 놀았다.
사진을 자세히 보면 유리구슬 하나하나의 컬러가 다 다르다.
당신도 어릴 적에 유리구슬 중에서
유난히 아끼던 녀석이 있었을 것이다.
사진 속의 유리구슬 중에서 당신이 좋아한 유리구슬과
비슷한 구슬이 있는가?
있다면 어떤 컬러이고,
없다면 당신의 구슬은 어떤 컬러였는가?
그리고 지금은 어떤 컬러의 구슬이 눈에 들어오는가.
구슬은 과거 당신의 모습과 현재 당신의 모습을 보여준다.
사람은 변한다. 땅 위의 것들이 변하듯.
하지만 하늘 위에 있는 것은 변하지 않는다.
당신의 영혼도 그렇다. 순수함을 잃지만 않는다면
사람은 누구나 투명한 유리구슬이다.

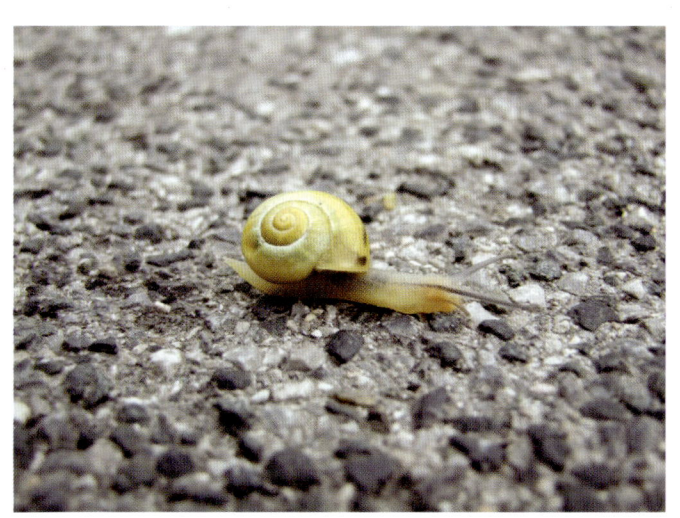

금빛 희망을 실은 달팽이 한 마리가 여행을 가고 있다.
자세히 보면 풀잎 위에 있다가 왔는지 연둣빛도 감돈다.
만약 이 달팽이가 빨갛거나 파랗거나 까맣다면
귀엽다는 느낌은 없을 것이다.
자연을 담은 연둣빛과 앙증맞아 보이는 노란빛이 감돌기 때문에
평온한 느낌의 달팽이로 느껴진다.
희망을 품고 어딘가로 열심히 가고 있는 달팽이.
저 녀석은 자신보다 큰 달팽이집을 등에 짊어지고 가고 있다.
달팽이집이 없다면 달팽이는 달팽이답지도 않을 것이다.
그렇다. 삶이라는 것이.
자신에게는 무겁게 느껴지는 어깨 위의 짐이
타인의 시선으로 보면 황홀하게 보일 수도 있는 것이다.
노란색이 주는 긍정의 힘으로 당신의 짐을 무거워하지 않기 바란다.
그 짐이 당신의 안식처로 가는 길이다.
그 짐이 무겁고 힘들다고 해서 모두 버린다면,
당신 삶의 의미도 모두 버려진다.
잠시 가던 길을 멈추고 삶의 의미를 되새겨보자.
눈부신 햇살에 수분이 말라버려서
긴 여정의 아름다움을 만끽할 수 없을 때는
후회하지 않기 위해 잠시 쉬도록 하자.

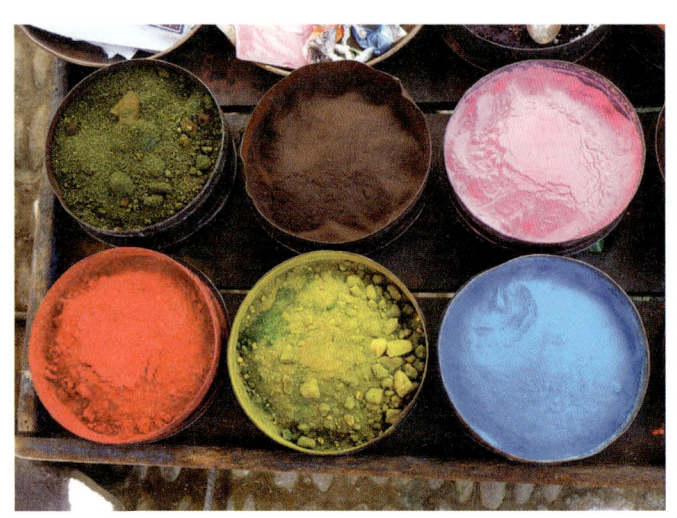

옷감에 색을 주기 위한 자연컬러 분말가루다.
당신은 당신의 삶이라는 옷에 어떤 컬러를 물들이고 싶은가.
각각 다른 컬러로 물들여서
그때그때의 감정에 따라 입고 벗을 순 없을까?
하나의 옷감에 저 컬러들을 모두 다 넣으려면 어떻게 해야 할까.
얼룩이 질 수도 있고, 손이 많이 가고 어렵겠지만
욕심 같아선 저 컬러를 다 머금은 옷을 만들고 싶다.
나는 당신에게 그런 옷을 만들어 주고 싶다.
당신의 삶에 있어 단 하나뿐인 컬러풀한 옷을 만들어 주고 싶다.
하지만 어쩔 수 없다.
당신의 취향에 맞는 옷은 당신만이 만들 수 있다.
나는 단지 그 방법만을 알려 줄 뿐이다.
컬러는 당신만이 선택할 수 있다.

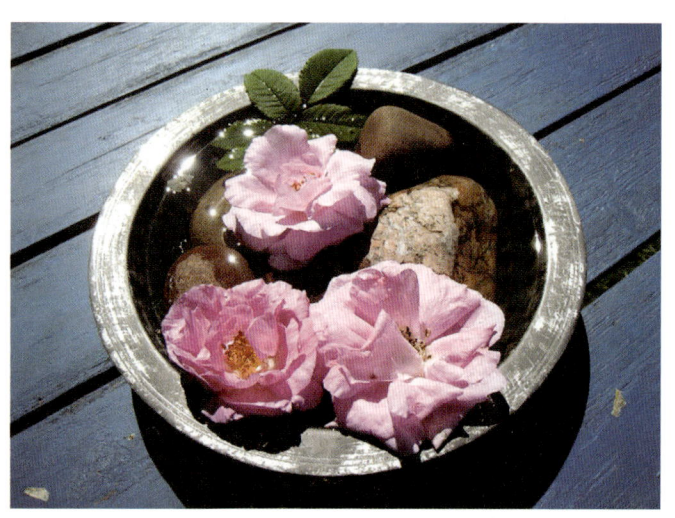

파란색 페인트를 칠해 놓은 목재 테이블.
칠이 벗겨진 금속 볼.
돌.
나무.
물.
햇살.
한여름 더위에 지쳐 있는 핑크빛 꽃.
더위를 물리치지 못하는 푸른색 테이블이 좀 무겁게 느껴진다.
뭐든 삶의 이치가 그렇다.
지나침은 부족함보다 못하다.
햇살에 지쳐 떨어진 핑크빛 꽃이 안타까우니
자연을 담은 볼에 살짝 쉬어가게 하자.
당신은 핑크빛 꽃처럼 사랑이 필요하다.
조금만 쉬어 가자.
파란색 테이블의 스트레스를 뒤로 하고,
햇살의 눈부심에 지쳐 있다면 잠시 눈을 감고 자연을 느끼자.
돌, 물, 바람, 그리고 싱그러운 초록 나뭇잎을 벗 삼아
조금만 쉬어가자.

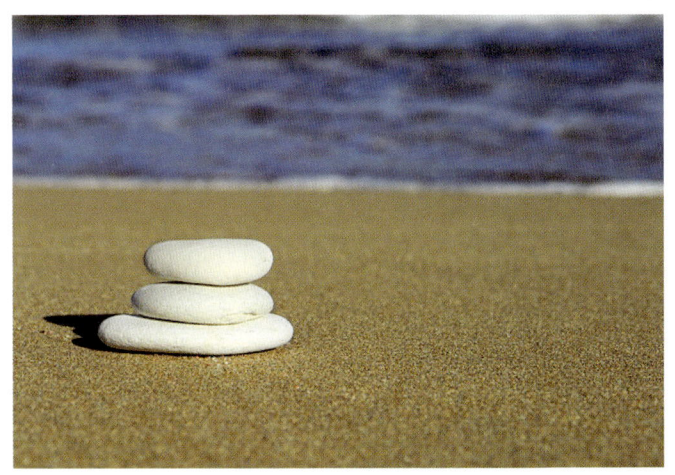

푸른 바다를 바라보며
하얀 꼬마 돌 삼형제가 모래밭에 앉아있다.
파도가 밀려와 꼬마 돌들을 집어 삼킬 수도 있고,
누군가가 저 돌멩이 위에 또 다른 작은 돌을 올려놓을 수도 있다.
아이들이 있다면 저 돌멩이를 가지고 온종일 재미있게 놀 것이며,
어느 누군가는 하얗고 예쁜 돌멩이를 주머니에 넣고 갈 것이다.
나는 그저 평온한 마음으로 앉아
그 모든 광경을 가만히 바라보고 싶다.
마음 한 켠의 여백과 찰나의 소중함을 느끼면서….
당신은 무엇을 위해 살아가고 있는가?

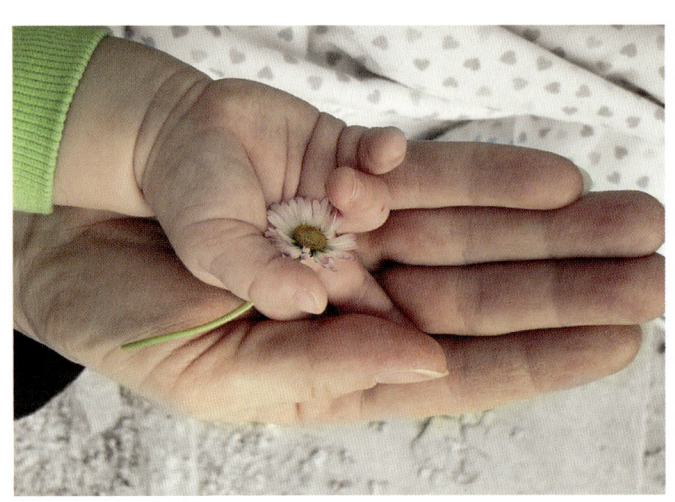

사랑.

사랑이라고 해서
이성 간의 뜨거운 사랑만을 떠올리진 않을 것이다.
어린 아가의 손가락을 살포시 잡았을 때 느껴지는
보드라운 감촉이 사랑이며,
하얀 들꽃을 보는 아가의 마음이 사랑이다.
우리가 사는 지구가 둥근 것처럼 우리의 사랑도 둥글다.
사랑은 둥글둥글 굴러서 다시 내게로 돌아온다.
모두를 사랑할 수 없으면 모두로부터 사랑받을 수 없다.
자신의 마음이 둥근 사랑인지 집착인지 다시 한 번 생각해보자.
둥글고 넓은 세상을 어떤 틀에 가두지 말자.
우리는 세상을 즐기기 위해 태어난 존재다.
그냥 순수함으로 즐기고 사랑하자.

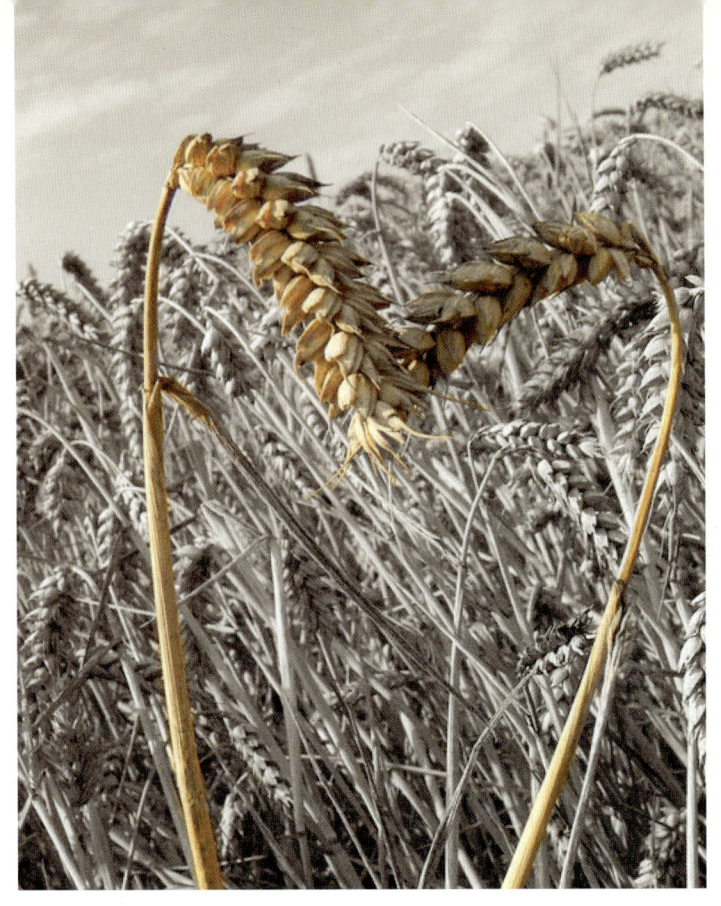

벼가 익으면 저절로 고개를 숙인다는 말처럼
인격이 제대로 갖춰진 사람의 태도에는 항상 겸손함이 배어있다.
삶이 아무리 화려하고 좋다고 한들 그것이 얼마나 가겠는가.
어차피 우리 모두는 자연으로 돌아가고, 순수했던 흔적만이 남을 것이다.
사람은 누구나 살아오면서 많은 실수와 오류를 범하지만

그것을 통해 무엇을 깨닫느냐, 깨닫지 못 하느냐에 따라
잘 익은 벼가 될 수도 있고, 쭉정이 벼가 될 수도 있다.
뭐든 하루아침에 되는 일은 없다.
꾸준히 노력하고 자신이 가지고 있는 것을 흔쾌히 나누어줄 때
삶에 새로운 의미가 생긴다.
당신은 진정한 행복을 찾기 위해 이 세상을 살아가고 있는가?

행복이 사소한 일상 안에 숨어 있다는 것을 아는 당신은 훌륭하다.
만약 생활에 대한 불평이 많다면, 당신의 행복은 사진 속의 벼처럼
서서히 시들어갈 것이다.
나란히 나란히 나란히라는 동요의 노랫말처럼 함께 나아가라.
나만 잘났다고 떠들어봐야 손가락질만 당할 뿐이다.
삶은 나 홀로가 아닌 협력을 통해서만 완전해진다.
사람과 협력하라는 것이 전부는 아니다.
논과 밭이 황금빛으로 물들기까지 자연과 사람은 끝없이 협력하며,
사람과 사람 또한 모두가 협력해야지만 진정한 황혼기를 맞을 수 있다.
보이지 않는 사랑이 보이는 사랑보다 더 크고 아름답다는 것을
우리는 경험을 통해 알고 있다.
기억하자.
농부의 애정 어린 손길과 자연의 무한한 보살핌이 조화를 이뤘을 때만
황금 들녘을 볼 수 있다는 사실을.

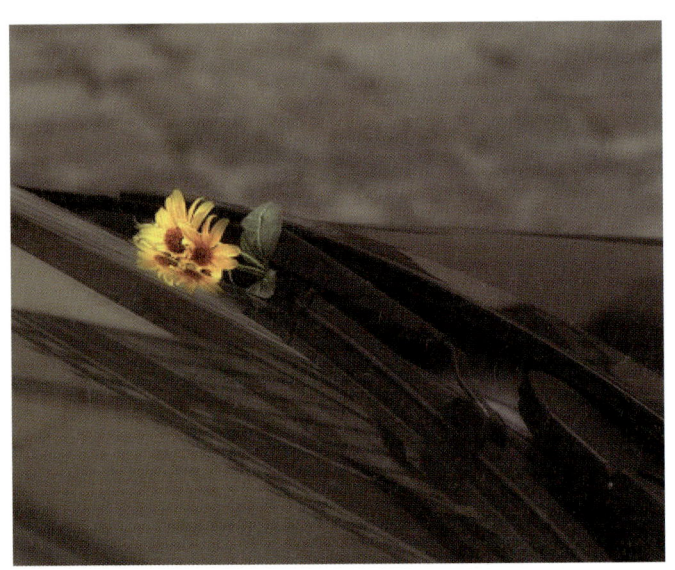

자동차 와이퍼에 앙증맞은 노란 들꽃이 끼어 있다.
당신은 저 들꽃을 보며 짜증을 낼 수 있는가?
당신 차 와이퍼에 들꽃이 끼어 있다면 당신은 어떻게 할 것인가?
꽃이 떨어져 나가길 바라며 와이퍼를 돌려댈 것인가.
아니면 차문을 열고 꽃을 집어 길가로 휙 던져버릴 것인가.
그도 아니면 예쁘고 귀하게 여겨 생수병에 꽂아둘 것인가.
남들의 눈에는 당신이 저 들꽃과 같다.
어느 땐 귀찮았다가 어느 땐 소중하기도 한 그런 존재.
타인의 마음에 큰 기대를 걸지 말자.
자신이 하지 못하는 것을 남이 그냥 해주는 법은 없다.
상대에게 귀한 존재가 되기 위해
당신은 그를 귀하게 여기는 연습을 먼저 해야 한다.
누군가를 미워했다면 용서하자.
미워했던 그 누군가는 당신을 다만 저 들꽃처럼 여겼을 뿐이다.
미워했던 당신의 마음을 내려놓으면
이 세상의 모든 것이 이해된다.

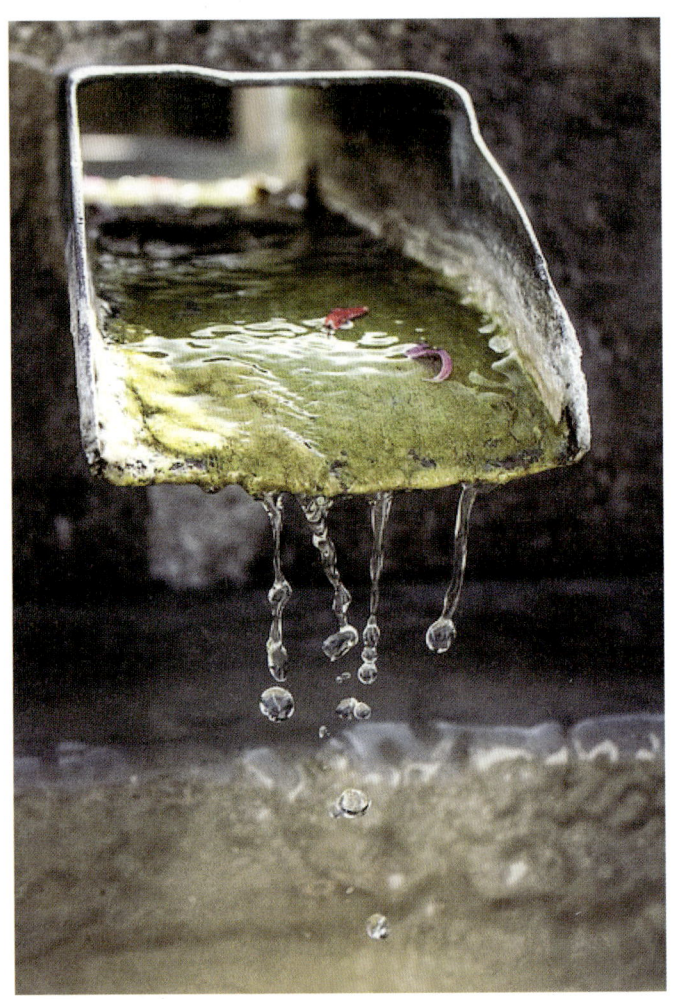

떨어지는 물방울 소리가 들리는 듯하다.
좀 더 자세히 들여다보면
떨어지는 물방울의 생명력과
햇살을 머금은 초록 이끼와
작은 핑크빛, 보랏빛 꽃잎이 보인다.
우리 삶이 그렇다.
떨어지는 물소리에만 귀를 기울인다.
당신의 삶 속에서 저 꽃잎처럼
놓쳐버린 아름다움은 없는지 생각해보자.
육안이 아닌 심안으로 세상을 볼 때
당신의 삶은 좀 더 여유롭고 아름다워진다.

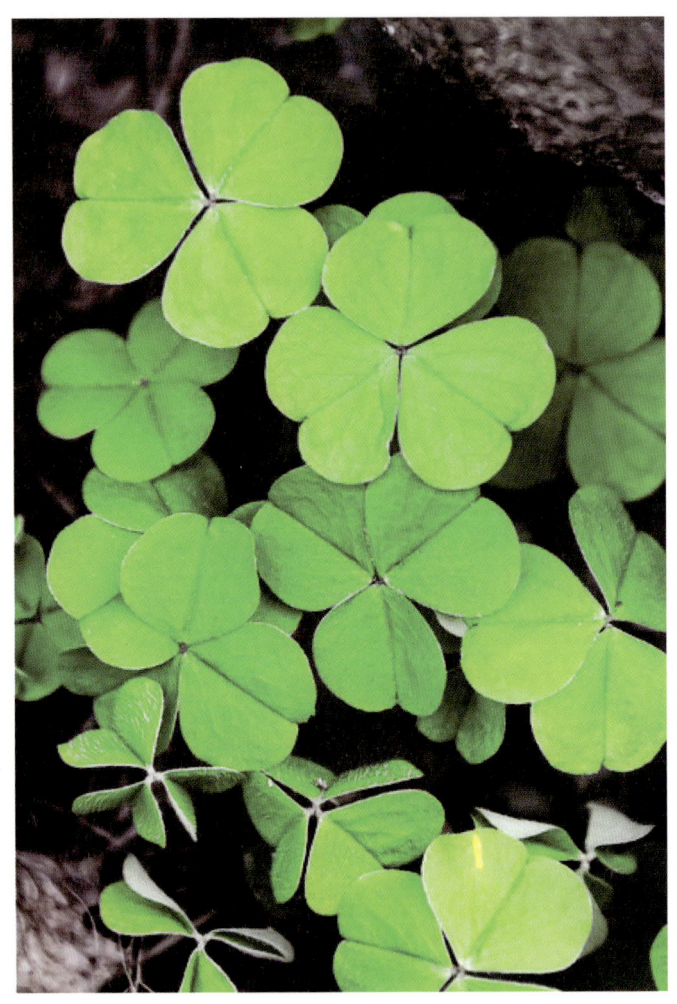

행운의 네잎 클로버를 찾아보자.
찾았는가?
나는 찾았다.
네잎 클로버를 찾지 못했다면
나중에 다시 사진을 들여다보라.
그래도 찾지 못한다면 당신의 시선을 바꿔보라.
행운은 있다.
그 행운을 찾기 위해 헛되이 풀숲을 뒤지지 말라.
행운의 한 잎은 당신 안에 숨어 있다.
당신 스스로 행복을 찾아가고, 알아가고, 만들어간다면
마침내 행운이 찾아올 것이다.

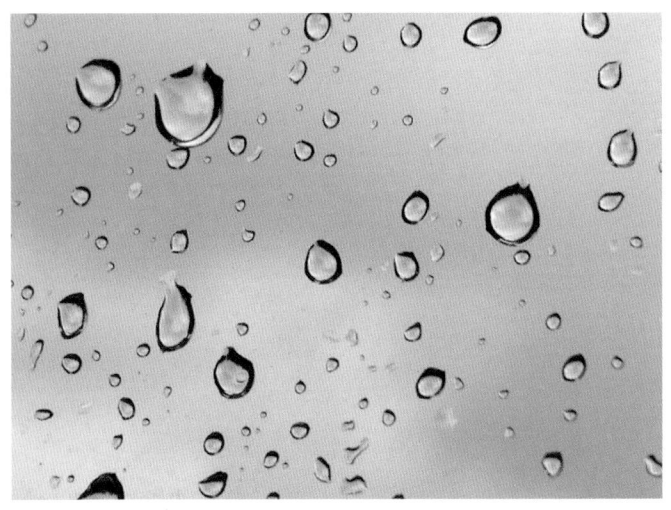

비가 내리는 날은 왠지 세상이 온통 흑백으로 변한다.

그래서 몸도 마음도 우울해진다.

그럴 땐 이런 문자를 보내보자.

'내리는 빗방울 수만큼 감사합니다.'

'내리는 빗방울 수만큼 사랑합니다'라고.

그럼 당신도

그 문자를 받는 사람도

내리는 빗방울 수만큼 행복해진다.

세상이 온통 어두컴컴해져도

비가 오면 무지개가 떠오르듯이

당신의 마음속 슬픔이 지는 곳에서

언제나 무지개가 떠오른다.

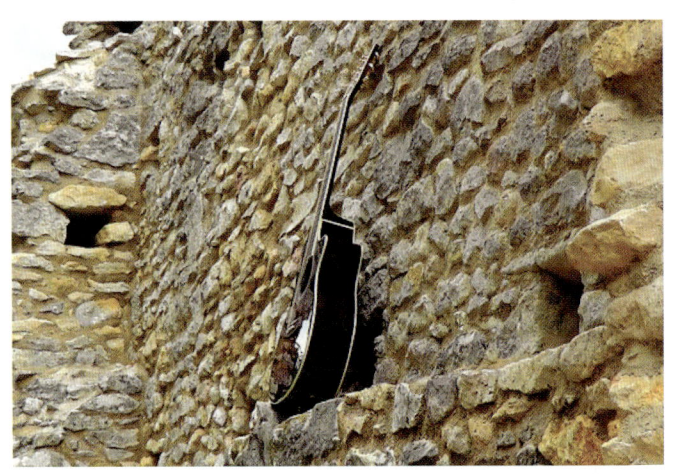

높고 아슬아슬한 돌담벽에 기타가 놓여있다.
그리고 사진에는 보이지 않지만
땅 위에 다음과 같은 푯말이 세워져 있다고 하자.

'기타를 보고 싶은 사람은 위쪽에 있는
기타를 내려서 보아도 좋지만,
보고 난 뒤에는 반드시 다음 사람을 위해
기타를 제자리에 갖다놓으시오.'

당신이 기타에 무척 관심이 많은 사람이고,
사진 속의 기타가 이 세상에 단 하나밖에 없는 기타라면
당신은 어떻게 할 것인가?
무척 궁금해진다.
당신이 위험을 무릅쓰고 벽을 타고 올라가 기타를 가져올지,
아니면 귀찮아서 그냥 포기할지.
성공하는 사람과 성공하지 못하는 사람의 차이는
사진 속의 기타를 내리는 사람과
내리지 않는 사람의 차이와 같다.

Epilogue

나만의 행복컬러 찾기

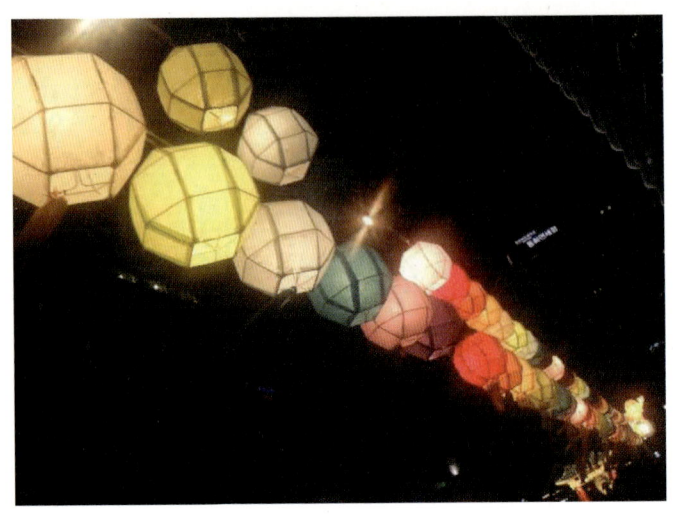

위의 사진은 빛의 축제에서 형형색색의 컬러 등이 예뻐서 찍었던 것이다.

사진 속의 등 중에서 유독 당신의 눈에 띄는 컬러가 있는가?

많은 컬러 중에서 유난히도 자신의 마음에 와 닿는 색상이 있기 마련인데, 우리는 컬러가 자신의 성격, 성향, 건강과 밀접한 관계가 있다는 걸 미처 눈치채지 못하고 있다.

색채 심리에 대한 책과 연구 자료들은 시중에도 많이 나와 있지만, 지난 10여 년간 내가 컬러로 사람들을 치유해주면서 알게 된 가장 중요한 사실은 컬러가 우리에게 마법과도 같은 에너지를 주고 있다는 것이다. 컬러를 이해하고 활용한다면 몸의 건강뿐만 아니라 정신 건강에도 큰 도움이 될 것이다.

자신의 무지갯빛 컬러를 찾아내고 자기 자신을 사랑할 때 진정한 나만의 컬러가 빛을 낸다는 걸 기억하자.

색상을 떠올려 보라고 하면 누구나 주저하지 않고 노란색, 빨간색, 파란색 등 평소 자신이 좋아하는 컬러를 이야기한다. 물론 특별히 좋아하는 컬러가 없다고 말하는 사람들도 있지만, 분명히 자신만의 컬러는 있기 마련이다.

나의 경우에는 세상의 모든 빛깔을 다 좋아하고 사랑하지만, 상황과 사물에 따라 좋아하는 색깔이 바뀌기도 한다.

당신도 마찬가지다. 가끔 길을 걷다가 무심코 쇼윈도에 걸린 옷을 보고 고민할 때가 있었을 것이다. 그것도 아주 뜬금없이 평소엔 전혀 생각지도 못했던, 평소 즐기지도 않던 새로운 컬러의 옷에 강하게 이끌리는 자신을 보고 조금은 당혹스러웠을 것이다.

물론 옷이 아닌 화장품, 액세서리, 휴대폰 케이스, 운동화,

가방 등 많은 것들 중에서도 유독 눈에 아른거리는 것이 있게 마련인데, 당신은 선뜻 그것을 사지 못하고 머뭇거리다 돌아와서 잠들기 전까지 그것을 계속 떠올린다. 하지만 막상 사기로 마음먹고 다음날 가서 보면 그 물건은 이미 다른 주인에게로 가버린 후이고, 당신은 '어제 살 걸' 하며 안타까워한다.

왜 당신은 망설인 것일까?

분명히 당신이 무척이나 원하는 것임에도 "내가 저걸 입는다면 나답지 않다고 손가락질하겠지? 유치하다고 하겠지? 과연 내가 저걸 소화할 수 있을까?" 하는 생각들을 했을 것이다. 이제 그런 생각은 날려버려라. 내 눈에 들어온 것들은 내 몸과 마음이 원하는 것이다. 당신은 당신 자신을 만족시키는데 최선을 다해야 한다.

우리의 몸과 마음은 컬러와 밀접한 관계에 놓여 있지만, 우리는 감각적 능력보다 지각적 사고력을 키워왔기 때문에 이같은 사실을 놓쳐버리는 경우가 많았다. 물론 순수함을 잃지 않은 사람들은 자신만의 컬러를 만끽한다.

80세의 고령임에도 빨간색 스웨터나 립스틱을 선호하는 어른들을 보면 알 수 있지만, 자신이 원하는 컬러를 과감하게 표현하는 이들은 몸과 마음이 모두 건강하다.

"나이 먹고 다 늙은 내가?" 이런 막연한 두려움은 이제 좀 버리길 바란다. 사회에 적응해야 한다는 이유 때문에 자신의 생각과 신념을 버리고 외부의 시선에 초점을 맞추면서 살아가고 있지는 않은지 잘 생각해보길 바란다.

읽고 싶은 책은 로맨스인데, 타인의 시선을 의식해서 관심도 없는 분야의 책을 집어 들지는 않았는지, 자신이 원했던 것도 아닌데, 부모님의 뜻이라서 원서접수를 한 적은 없는지.

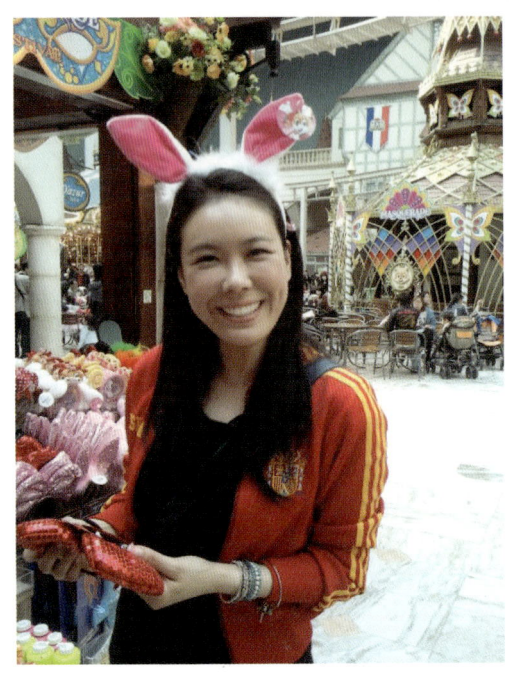

가끔 나는 즐거움을 만끽하기 위해 놀이공원을 찾곤 한다.
토끼 머리띠를 하고 핑크 토끼가 될지,
아니면 빨간 리본 머리띠를 하고 미니마우스가 될지
즐거운 고민을 한다.
당신도 주저하지 말고 뭐든 해보고 싶은 것이 있다면
꼭 해보길 바란다.
내 삶의 주인공은 나인데 왜 타인의 시선을 의식하는가.

죽음을 앞둔 이들의 평안한 임종을 돕는 호스피스(Hospice)의 얘기를 들어보면, 삶의 끝에 서서 죽음을 맞이하는 이들 모두가 다음과 같이 말한다고 한다.

"지금 가장 후회가 되는 것은 남들의 시선이 두려워서 정말로 내가 하고 싶었던 것들을 하지 못하고 살았다는 것이다."

그렇다면 왜 사람들은 눈에 보이지도 않는 그 무엇에 신경을 쓰느라 한번뿐인 자신의 삶을 제대로 즐기지 못하는 것일까?

통계로 보면 사람들이 하는 걱정의 70%가 쓸데없는 걱정이라고 한다. 30%는 이미 지나간 과거에 대한 걱정이고, 40%는 결코 일어나지도 않을 일에 대한 걱정이라는 것이다. 결국 우리는 지나치게 쓸데없는 걱정을 하느라 소모적인 삶을 살고 있다.

좋은 지식과 정보는 함께 나눌 때 그 가치가 더욱 커지기 때문에, 나는 기쁜 마음으로 컬러와 관련된 나의 모든 정보를 독자들과 공유하고자 하며, 이 책이 많은 사람들의 복잡한 삶을 보다 단순화시켜 컬러풀한 삶으로 이끄는 마음 치유의 마법서가 되었으면 한다.

컬러 또한 사람의 인생과 마찬가지로 눈을 통해 보이는 것에만 있는 것은 아니며, 우리가 '사랑해', '감사합니다'라고 표현하는 말에도 그 컬러가 있다.

잠시 눈을 감고 '나는 행복하다'고 말하고 나서 가슴으로 컬러를 느껴보자. 당신은 눈을 감고 있지만, 당신의 영안을 통해 어떤 컬러가 당신의 마음에 스며들 것이다.

그 컬러가 무엇이었는지 한번 기록해보자.

나만의 행복컬러는 _____ 이다.